YOUR SEX, BETTER THAN BEFORE

HOW TO

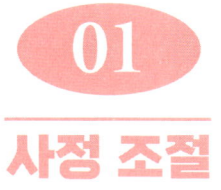

사정 조절

REDHolics

사정 조절 가이드북을 쓰며 -

남성의 성적 능력을 논할 때 빠지지 않는 주제가 바로 '얼마나 오래 섹스를 지속하는가?'다. 성적 파트너를 만족시키는 필수적인 조건 중 하나로서 섹스를 지속하는 절대적인 '시간'에 대한 중요성은 경험적으로 인류가 공감 해 온 것이다.

섹스는 창의적 사고에 따라 다채로운 행동을 할 수 있지만, 그 중 많은 사람들이 중점적으로 생각하는 것은 '삽입 섹스'다. 삽입 섹스의 지속 시간은 파트너의 성적 만족 여부의 중요한 척도로 받아들여진다.

대부분의 남성은 삽입 섹스의 지속 시간을 자유자재로 조절할 수 있는 성적 능력을 가지길 바라지만, 본인의 의지와 상관없이 사정 조절에 어려움을 겪고 있는 것이 현실이다.

이러한 고통을 겪고 있는 남성을 위해 집필한 <HOW TO | 사정 조절>은 기존에 출시 되었거나 인터넷상 유포되어 있는 사정 조절과 관련된 저작물과 다르게 정통 성의학과 해부생리학적인 기초 이론을 손쉽게 풀이하고 사정 조절을 체계적으로 훈련하여 약물이나 외과적 수술 없이도 충분히 스스로 극복하고 강화할 수 있도록 독자를 이끌어준다.

책에 담긴 내용과 방법을 충분히 숙지하고 그대로 따라하면 심각한 질환적, 심리적 증상을 가지지 않는 이상 누구든 개선이 가능하다.

이 책이 당신의 성적 고민에 도움이 되길 기다한다.

CONTENTS

01

02

03

Appendix

HOW TO | 사정 조절

사정 조절 ———————————————————————————— 07p
+ 사정 조절 어려움의 종류
+ 사정 조절의 원리

사정 조절 HA 트레이닝 ———————————————————— 13p
+ HA 릴렉스(relax)트레이닝 - 이완과 유지
+ HA 스테틱(static)트레이닝 - 근지구력 증대
+ HA 코어(core)트레이닝 - 성근육 강화
+ 파트너와 함께하는 HA 트레이닝
+ 사정 조절 HA 트레이닝 프로그램

사정 조절 섹스 테크닉 ———————————————————— 36p
+ 삽입 테크닉
+ 사정 조절에 영향을 미치는 체위

사정 지연을 도와주는 도구와 의료적 접근 ——————— 47p
+ 사정 지연을 도와주는 섹스토이
+ 의료적 접근

참고문헌 ———————————————————————————— 52p

자지와 보지

<HOW TO | 사정 조절>에는 보통의 성 관련 저작물과 다르게 자지 혹은 보지라는 단어가 자연스럽게 등장한다.

자지와 보지는 순 우리말임에도 불구하고, 남녀의 성기를 비속하게 일컫는 말로 알려져 있다. 이는 한자어인 음경이나 성기는 점잖은 말로 여기면서 우리 말은 비속한 말로 여기는 사대주의적 관점 때문으로 보여진다.

자지와 보지는 우리 성기를 말하는 가장 적확한* 표현이자 단어다. 따라서 우리는 자지와 보지라는 말을 일상에서 편하게 사용 할 수 있어야 하며, <HOW TO | 사정 조절>가이드북은 자지와 보지를 다른 단어로 대체하지 않았다.

단, 자지와 보지는 우리의 성기 전체를 지칭하는 단어이기에 해부학적으로 정확한 세부 부위를 지칭할 때는 음경, 음경 뿌리, 음경해면체, 고환 등의 용어를 사용했음을 미리 알린다.

* 적확하다 - 정확하게 맞아 조금도 틀리지 아니하다.

사정 조절

✦ 사정 조절 어려움의 종류
✦ 사정 조절의 원리

01 사정 조절

사정 조절은 질 내 삽입에서 사정까지의 시간(Intervaginal Ejaculation Latency Time, **IELT**)을 자신의 의지대로 원하는 만큼 조절하는 것을 말한다.[1]

많은 남성이 자기 뜻대로 사정을 조절하는 것에 어려움을 겪고 있으나,[2] 사정 조절은 심각한 질환적 증상을 가지지 않는 한 누구든 훈련을 통해 개선이 가능하다.

IELT 조절의 어려움에 대해 의학적으로 정의하는 기준이 있으나, 본 가이드에서는 시간과 상관없이 자유의지에 따라 자유자재로 사정을 조절하지 못하는 것을 모두 사정 조절에 어려움을 겪고 있는 것으로 간주한다.

● 인간의 성반응 그래프

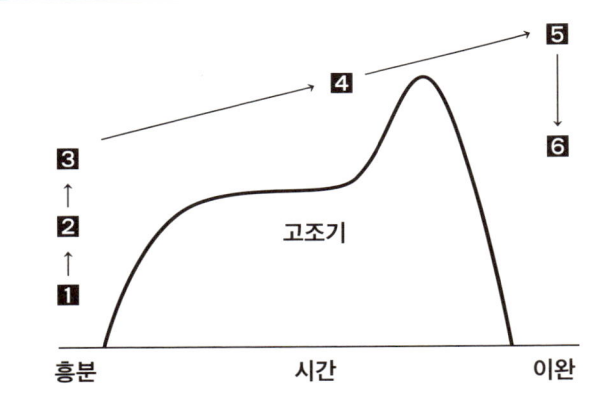

1. 성적 자극 인지와 흥분
2. 성기로 혈류 유입과 성적 흥분의 확대, 성적 자극 수용의 가속, 귀두 색의 변화
3. 발기의 완성
4. 쾌감 증가 및 유두, 유륜 색의 변화
5. 괄약근 및 자지 근육, 방광과 전립선의 급격한 수축·이완의 반복, 옥시토신 증가와 페닐에틸아민의 폭발적 분비
6. 자지의 크기 회복 및 혈류량 저하, 성적 흥분 감소

성학적인 입장에서의 사정 조절은 인간의 성 반응 4단계 중 성적 고조기를 자유자재로 원하는 만큼 끌고 가면서 성적 쾌감을 즐길 수 있는 능력으로 보고 있다.[3] 즉, IELT가 본인의 의지와 상관없이 짧은 사람도, 긴 사람도 사정 조절에 어려움이 있는 것이다.

사정 조절 어려움의 종류

사정 조절에 어려움을 겪는 경우에는 크게 조루, 지루, 역행 사정, 무사정이 있다. 이중 역행 사정과 무사정은 관련 전문의와 상담 및 치료가 필수이며, 나머지 증상은 자가 훈련, 섹스 테라피, 약물 및 수술적 치료를 통해 극복하거나 호전시킬 수 있다.

▶ 조루 (Premature Ejaculation)

조루는 전 세계 남성의 30%가 흔하게 겪는 증상으로, 섹스에 대한 인간의 성 반응에서 흥분기 이후 성적 고조기의 유지 시간을 지연시키지 못하고 짧은 시간 내에 절정과 사정이 유도되는 증상을 말한다.[4]

○ 의학적 기준으로서의 조루는 IELT가 1~2분을 넘기지 못하는 경우 조루로 판정한다.[4]

- 인간의 성반응 그래프
- 조루인 사람의 성반응 그래프

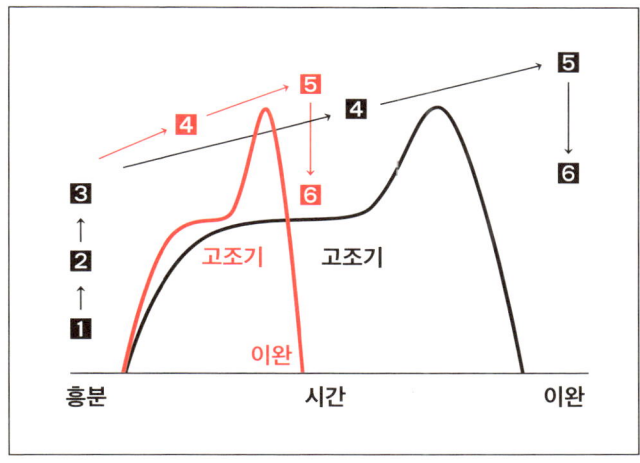

조루의 원인은 도파민의 과생성 및 재흡수 저하, 세로토닌 생성의 부족, 귀두 감각 관련 신경계의 과민감, 특정 약물에 의한 부작용외에도 여러 심리적 요인이 있으며,[3] 이에 따라 심인성 조루와 기질성 조루로 나눌 수 있다.

심인성 조루는 불안, 긴장 등의 심리적 요인에 의해 사정 조절이 어려운 경우로, 대부분의 조루가 여기에 해당한다. 심인성 조루는 의학적 치료 없이도 성 심리 상담, 섹스 테라피, 자가 훈련으로 충분히 호전될 수 있다.

기질성 조루는 신경 회로 및 신경 전달 물질과 관련하여 기질적인 조절이 어려운 경우로, 심리적인 치료나 깊이 있는 섹스 테라피로는 호전에 한계가 있다. 다폭세틴 등의 항우울제 기반의 약물치료나 신경 차단 수술 등의 의학적 도움이 필요하다.

조루는 개인의 상황이나 환경, 조건 등에 따라 갑자기 발생 하거나 만성으로 나타날 수 있지만 심각한 기질적인 문제가 있지 않은 이상 대부분의 조루는 호전될 수 있다.

▶ **지루** (Delayed Ejaculation)

지루는 조루와는 반대로 자신의 의지와 상관없이 귀두를 비롯한 자지 전반에 걸쳐 충분하거나 그 이상의 성적 자극을 가했음에도 불구하고 절정과 사정에 이르는 시간이 지연되는 현상이다.[5]

- 인간의 성반응 그래프와
- 지루인 사람의 성반응 그래프

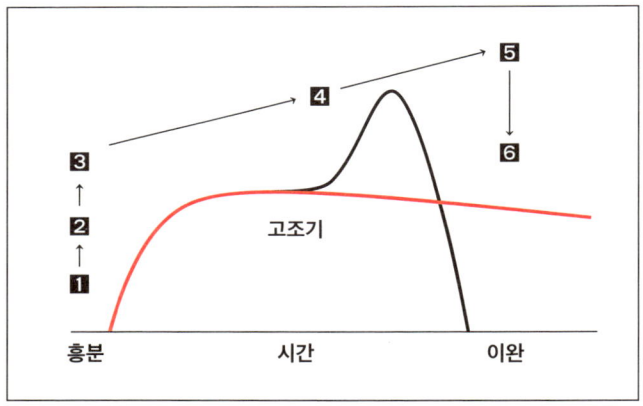

지루의 원인은 조루와 반대로 도파민의 재흡수 과활성화, 세로토닌의 과생성, 귀두 감각 말초 신경의 역치*값 상승, 탈수, 고혈압, 중추 신경계 약물 부작용, 특정 갑상선 질환의 영향 그리고 여러 심리적 요인이 있을 수 있으나 조루와 달리 명확한 기전은 밝혀져 있지 않다.[5] 지루 역시 심인성 지루와 기질성 지루로 나눌 수 있다.

> ◯ 역치는 생물학적 용어로서 어떠한 자극이 체내에서 반응을 일으키기 위한 최소한의 자극 크기 값을 말한다. 역치값이 높으면 동일한 자극에도 반응이 없거나 약하며, 반대로 역치값이 낮으면 동일한 자극에 대해 반응이 강하게 나타난다.

심인성 지루는 우울, 불안감, 집중력 저하, 성적 자극에 대한 심리적 둔화, 낮은 자존감, 파트너와의 관계적 문제 등 여러 심리적, 정서적 요인에 의해 자의적인 사정 조절에 어려움을 겪는 증상을 말한다.

기질성 지루는 전립선 수술에 의한 부작용, 신경회로 장애, 호르몬 불균형, 신경전달물질 조절 장애, 골반 신경 손상, 감염 등의 기질적 요인에 의해 발생할 수 있다.

급성이나 만성 지루 모두 적절한 섹스 테라피나 심리 치료 등을 통해 호전될 수 있지만 지루가 심각할수록 치료가 어려우며, 수술이나 약물치료 등 명확한 의학적 치료법이 없다.

▶ **역행 사정** (Retrograde Ejaculation)

역행 사정은 사정 시 정액이 방광으로 역행하여, 요도를 통해 정상적으로 사정하지 못하는 증상으로 의학적 장애로 분류한다.

정상적인 사정은 발기했을 때 방광목이 조여져 배뇨와 사정이 동시에 일어나지 않고, 사정 시 정액이 역행하여 방광으로 유입되는 것을 막아준다.[6] 이때 역행 사정은 방광목을 조여주는 근육이나 근육에 명령을 내리는 신경에 손상이 생기거나 장애가 있을 때 발생한다.

역행 사정 자체는 성생활에 큰 영향을 끼치진 않지만, 임신을 계획한다면 의학적인 치료가 필요하다.

▶ **무사정** (Anejaculation)

무사정은 기질적인 장애에 의하여 오르가즘에 도달하지 못하거나 오르가즘을 겪어도 사정을 하지 못하는 증상을 말하며, 특정 조건에서 발생하는 무사정(Situational Anejaculation), 모든 성적 자극에서 발생하는 무사정(Total Anejaculation)으로 구분한다.[7]

◯ 무사정이 발생하여도 정자와 정액의 생산이 멈추는 것은 아니며 지속적인 생산과 분해를 반복한다.

특정 조건에서 발생하는 무사정은 대부분 심리적, 정서적인 문제에서 기인하며, 이는 적절한 심리 치료와 섹스 테라피로 충분히 호전될 수 있다.

모든 성적 자극에서 발생하는 무사정은 오르가즘 도달 여부와 상관없이 사정을 하지 못하며, 의학적 장애로 분류되어 비뇨기과 전문의의 상담 및 치료가 필요하다.

사정 조절의 원리

사정 조절에 어려움을 겪는 대부분의 원인은 심리적인 경우가 많다. 성장 과정 혹은 자신의 성적 활동 중 부정적으로 형성된 심리 감각적인 요인에 의해 자신의 의지와 상관없이 빨리 사정하거나 극치감에 오르기 위한 자극을 충분히 얻지 못한다.[2, 4]

사정 조절 능력을 개선하는 재활 훈련은 이러한 요인을 파악하여 제거하고, 부정적인 요인이 다시 발생하지 않게 훈련을 거듭하여 자유로운 사정 조절이 가능할 수 있도록 도와준다.

본 가이드북에서 설명하는 이완 및 사정 조절 훈련은 조루 극복에 대해서 집중적으로 다루며, 이를 소화하면 자신의 사정 조절 능력을 개선 시킬 수 있는 것은 물론, 고급 남성 섹스 테크닉을 구사할 수 있는 기본기를 마련할 수 있게 된다.

단, 일반적이지 않은 요인을 가지고 있다면, 심도있는 섹스 및 심리 테라피가 필요할 수 있으니 레드홀릭스(red@redholics.com)에 상담신청을 권장한다.

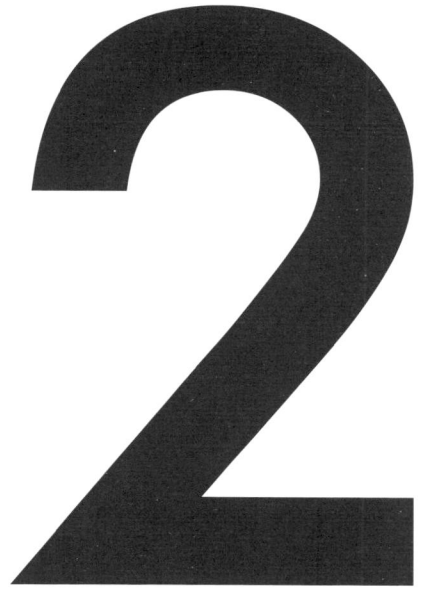

HA 트레이닝

- HA 릴렉스(relax) 트레이닝 - 이완과 유지
- HA 스테틱(static) 트레이닝 - 근지구력 증대
- HA 코어(core) 트레이닝 - 성근육 강화
- 파트너와 함께하는 HA 트레이닝
- 사정 조절 HA 트레이닝 프로그램

02 사정 조절 HA 트레이닝

HA(Habit Alteration) 트레이닝은 잘못된 자위, 삽입 섹스 습관 등의 이유로 사정을 스스로 조절하지 못하는 사람을 위한 훈련 방법이며, 다음과 같이 구성된다.

- ✦ **HA 릴렉스(relax) 트레이닝**
  이완과 성적 고조기의 유지를 위한 훈련

- ✦ **HA 스테틱(static) 트레이닝**
  정적인 체위와 삽입 운동을 위한 근지구력의 증대

- ✦ **HA 코어(core) 트레이닝**
  발기력 유지, 신체적 자신감을 위한 성 기관 핵심 근력 증대

- ✦ **HA 파트너 트레이닝**
  실전 삽입 섹스 적용을 위한 파트너 트레이닝

<STOP & START> 알고 가기!

조루 극복을 위한 가장 흔한 훈련 중 하나로, 자위를 하다가 사정감이 들 때 자극을 멈추고 사정을 참는 방식으로 반복하여 IELT를 늘리는 것이 핵심이다. 파트너와 삽입 섹스 시에는 왕복 운동을 하다가 사정감이 들면 움직임을 멈추고 사정감을 해제한다.

STOP & START 훈련은 조루 개선에 어느정도 도움은 될 수 있으나 훈련의 초점이 '이완'이 아닌 '인내'와 '억제'에 맞춰져 있기 때문에 한계가 있다. 움직임을 멈추고 '참는' 방식 자체가 남성에게 있어 지속적인 성적 고조기의 유지를 방해하기 때문에 이 방식으로 IELT를 개선하면 결과적으로 '섹스를 마음 편하게 즐긴다'라기 보단 '참아서 삽입을 오랜 시간 동안 해야한다'라는 심리를 가지게 되고, 결국 섹스에 대한 흥미나 열정을 축소시키는 상황이 발생된다.

HA 릴렉스 트레이닝

HA 릴렉스 트레이닝은 사정을 자유자재로 조절하기 위한 성적 이완 요령 및 효과적 자위법 습득을 목표로 훈련을 시행한다.

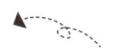

준비사항

1 HA 릴렉스 트레이닝을 시작할 때는 포르노 영상 등의 시청각 자료 이용을 피한다.

자극적인 영상을 보면서 자위를 하는 습관은 강한 말초 자극을 동시에 가하게 되어 과한 도파민 분비로 이른 사정을 유발하거나 성적 자극에 둔해지는 상황을 만든다. 그러므로 사정 조절에 방해가 되는 안 좋은 습관을 교정하는 것에 집중한다

2 독립적이고 안정적인 환경을 구축한다.

훈련 중 자신을 방해할 수 있는 사람이 있거나 TV를 켜 놓는 등 주변 소음이 심하면 성 감각에 집중할 수 없고 심리적으로 '긴장'과 '불안' 상태를 유지하여 '이완'에 도달하기 힘들다. 가급적 주변 환경을 자신에게 맞추거나 독립적인 장소를 대여하는 것을 추천한다.

3 옷을 모두 벗은 상태에서 시작한다.

옷을 모두 벗는 게 불편하거나 수족 냉증 등의 혈액 순환에 문제가 있다면 최소한의 옷만 입는다.

4 편안함을 느낄 수 있는 분위기를 만든다.

조명은 자신이 편안함을 느낄 수 있는 정도의 조도로 조절한다. 침대나 소파 등 자신이 편안하게 앉거나 기댈 수 있는 가구를 이용한다.

Tip!

레홀스토어에서 **인퓨즈랩젤**을 검색하세요!

[레드홀릭스 스토어]
store.redholics.com

5 자위에 도움을 주는 윤활젤을 사용한다.

윤활젤을 사용함으로써 부드러운 자극을 추구할 수 있고 자극의 정도도 훨씬 세밀하게 조절할 수 있다. HA 릴렉스 트레이닝을 할 때는 윤활력이 충분히 유지되는 적당한 점도의 윤활젤을 추천한다.

본격 트레이닝

1 한 손으로 자지를 가볍게 어루만지며 발기를 유도한다.

가볍게, 천천히 움직임을 유지하는 것이 중요하다. 자지나 귀두에만 자극을 집중 하는 것이 아니라, 나머지 한 손으로

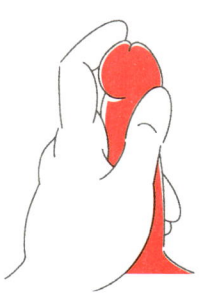

윤활젤을 미리 따뜻하게 준비한다면 자지에 바를 때 차가움에 움츠러들지 않을 수 있어 좋다.

불알, 회음부, 유두, 목선이나 귀, 사타구니, 무릎 등 다양한 성감대를 함께 자극하는 것이 좋다.

2 **HA 릴렉스 트레이닝 전 다음의 호흡법을 실시한다.**

코로 깊게 3~5초간 숨을 들이마신다. 이때 호흡은 가슴이 아닌 배로 하며, 들이마실 때 공기가 회음부까지 닿는다는 느낌으로 몸을 열어 최대한으로 호흡한다. 숨을 내쉴 때는 들이마실 때와 같은 속도로 입으로 뱉는다.

사정 조절 HA 트레이닝의 모든 동작은 이 호흡법과 함께 수행한다.

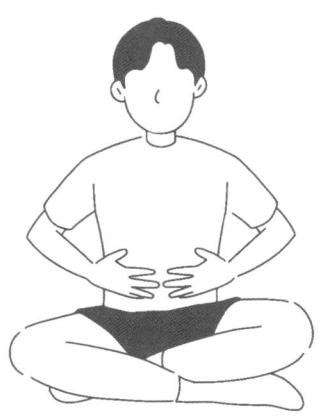

3 발기된 자지를 한 손으로 가볍게 감싸 쥔 상태에서 움직이지 않고 3~4회 호흡하며 손의 온기를 느낀다. 이후 3~4회 호흡과 함께 귀두를 감싸 부드럽게 움직이면서 손의 온기를 느낀다. 발기를 유지한 상태로 이 동작을 반복하며, 조금씩 손에 압력을 달리하여 그 정도와 차이를 느끼려고 노력한다. 이때 자지가 아닌 다른 성감대를 함께 자극해도 좋고, 가벼운 성적인 상상을 해도 좋다.

발기와 흥분 정도, 몸의 이완을 일정하게 유지할 수 있을 때까지 자극의 위치를 달리하며 동작을 반복한다. 5회 1세트로 자신의 민감도에 따라 세트 반복 횟수를 조절한다.

4 발기를 유지하면서 몸과 마음이 충분히 이완된 상태가 되면 천천히 자지를 어루만지며 성적 자극을 준다. 강하고 빠른 움직임보단 천천히 마찰 강도를 올린다. 이때 자지와 귀두에 가해지는 자극을 세밀하게 감지하는 연습을 한다. 이는 실전 사정 조절 삽입 섹스 테크닉과 연결된다.

5️⃣ 발기된 상태에서 처음 손으로 자지를 만질 때 자극 강도를 1, 사정을 유발하거나 그 직전의 자극 강도를 8, 그 이상의 강한 자극 강도를 9~10이라고 설정하고 다음 그래프를 보자.

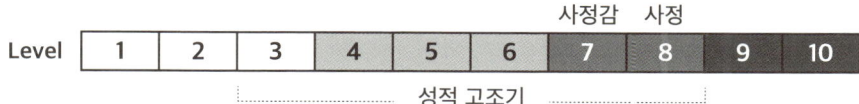

자위를 통해 얻는 자극의 강도를 조금씩 올려가며 레벨 6~7정도를 지속해서 유지한다. 자극의 강도가 올라갈수록 움직임의 속도와 압력을 줄인다. 단, 자극을 완전히 멈추지 않고 계속 해서 유지하는 것이 중요하다. 호흡을 유지하면서 몸의 이완도 함께 유지한다. 즉, 발기와 성적 고조감은 유지하되, 심리적인 불안, 긴장감을 내려놓는 것이다.

6️⃣ 레벨 7을 유지하고 즐길 수 있다면 8까지 올렸다가 내리는 연습을 한다. 사정감이 들면 속도와 압력을 줄인다. 처음에는 레벨 8의 자극을 유지하는 시간이 짧고 자극 조절에 익숙하지 않으면 사정으로 이어질 수 있다. 이는 아주 자연스러운 현상이기 때문에 위축되지 말고 지속적으로 연습하면 점차 사정감 직전의 자극 강도를 유지하는 시간이 늘어나고 익숙해진다.

7️⃣ 사정 후 호흡을 유지하면서 천천히 몸 전체를 이완한 뒤 트레이닝을 종료한다.

8️⃣ 사정 직후에는 성적 자극에 대해 성 반응을 얻지 못하는 무반응기가 찾아오는 경우가 많다. 무반응기는 신경이 반응하기 위한 최소한의 필요 자극 세기인 역치값이 사정 전보다 매우 높아진 상황으로, 사람에 따라 무반응기의 지속 시간은 다르다. 무반응기가 완전히 해소되기 전까지는 트레이닝을 다시 시도하지 않는다.

Tip!
지연 시간이 점점 늘어가는 것을 보면 자신감이 생기고 그에 의한 시너지 효과를 얻을 수 있다.

9️⃣ 릴렉스 트레이닝은 사정 조절의 가장 핵심적인 능력을 키우는 과정이기 때문에 자주 하는 것이 좋다. 처음 훈련을 시작할 때 기록한 사정 지연 시간 대비 몇 배까지 시간을 늘릴 것인지 정하고, 트레이닝을 할 때마다 사정 지연 시간을 기록한다.

HA 스테틱 트레이닝

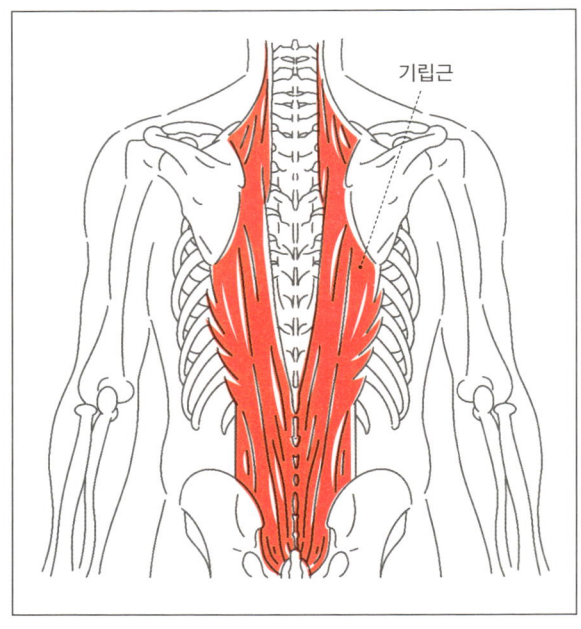

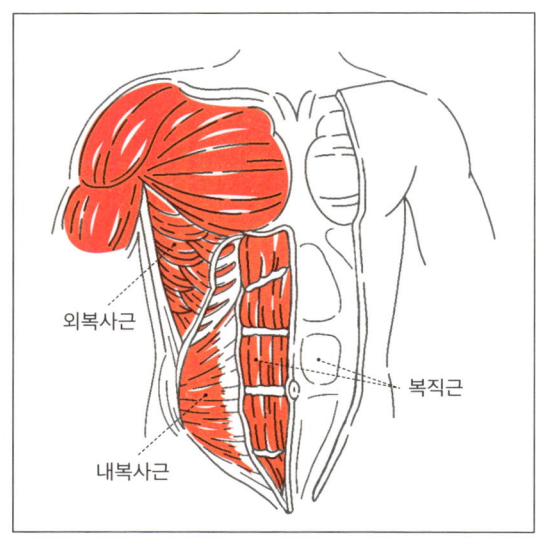

HA 스테틱 트레이닝은 실전 삽입 테크닉과 연계되며, 남성 상위 체위에서 사용하는 코어 근육(기립근, 복직근, 대소원근, 등 근육)의 근지구력을 강화시키는 운동으로, 일정한 강도와 속도를 유지할 수 있도록 구성되어 있다.

> 척추기립근
> 강화운동

1 버드독 변형 자세

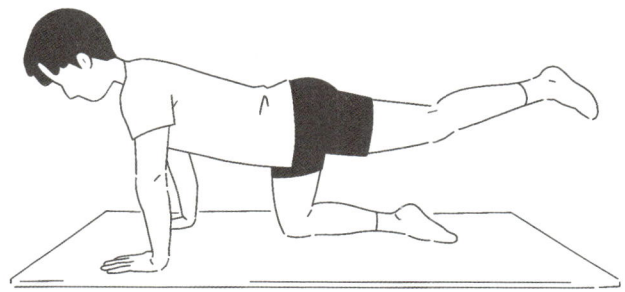

무릎을 꿇은 상태에서 두 손을 바닥에 대고 팔을 쭉 뻗은 후, 시선을 바닥에 두고 복근과 엉덩이 근육에 힘을 주면서 왼쪽 다리를 뒤로 뻗어 올린다. 자세를 최대한 유지하다가 원위치 후 오른쪽 다리에도 같은 동작을 반복한다. 이때 다리를 과하게 올려 허리에 무리가 가지 않도록 주의하며, 1분간 운동한다.

2 카우 / 캣 자세

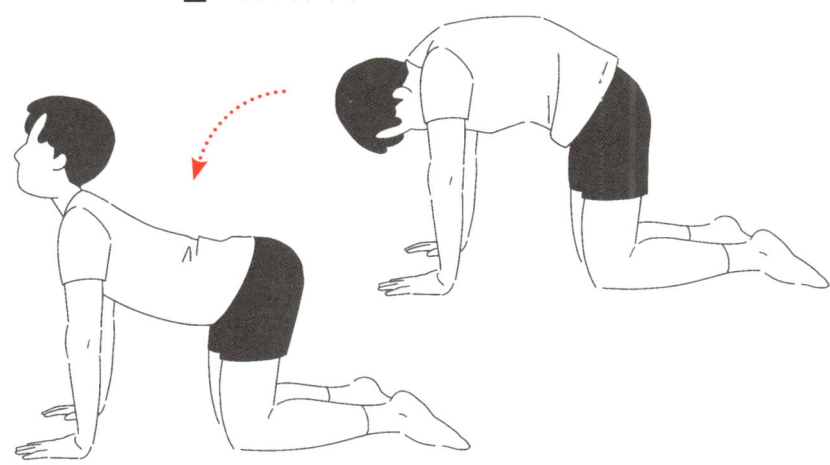

무릎을 꿇은 상태에서 두 손을 바닥에 대고 숨을 들이마시면서 최대한 등을 들어 올린다. 이때 목은 이완된 상태로 두고, 3~5초간 자세 유지 후 숨을 내쉬면서 척추를 바닥으로 내리고 고개를 위로 젖힌다. 이 운동을 1분간 반복한다.

3 브릿지 자세 + 허리 들어 좌우로 흔들기

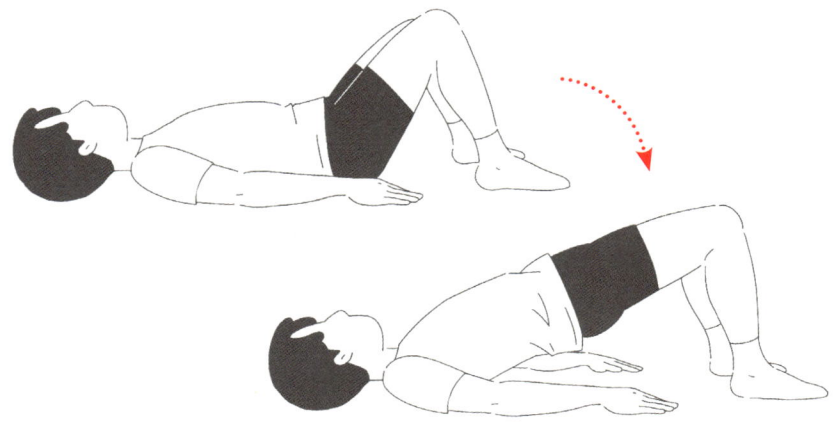

바닥에 등을 대고 무릎을 구부린다. 양 손은 엉덩이 옆에 위치한 뒤, 복근과 엉덩이에 힘을 주면서 엉덩이를 위로 들어 올린다. 자신이 할 수 있는 한도 내에서 최대한 들어 올리며, 절대 무리하지 않는다. 들어 올린 상태에서 10초간 자세를 유지한 후 천천히 엉덩이를 내리고 다시 1분간 반복한다. 그 다음 브릿지 자세에서 엉덩이를 위로 들어 올린 후 엉덩이와 허리를 좌우로 흔드는 동작을 1분간 반복한다.

4 슈퍼맨 날아가는 자세

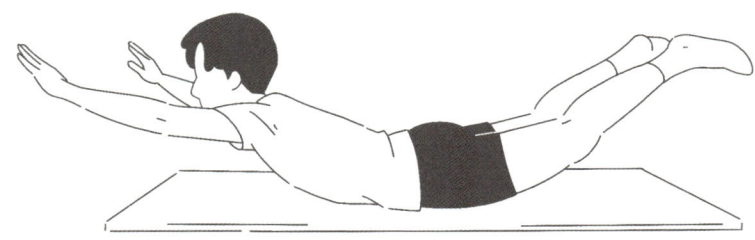

배를 바닥에 두고 팔, 다리를 쭉 뻗어 눕는다. 복근에 힘을 주고 숨을 들이마시면서 팔, 다리, 가슴을 위로 들어 올린 뒤 10초간 유지한 후 숨을 내쉬면서 천천히 바닥으로 내린다. 이 운동을 1분간 반복한다.

복직근
강화운동

1 플랭크

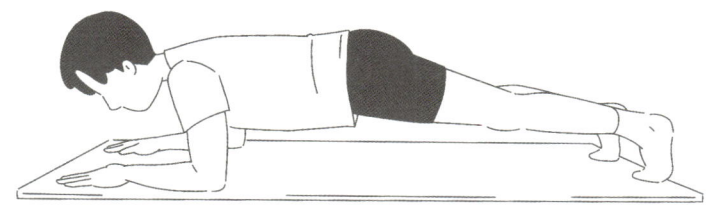

복부와 엉덩이에 힘을 주고 엉덩이가 아래로 처지지 않도록 유지하면서 상체와 다리가 일직선이 되도록 한다. 팔꿈치는 어깨 바로 아래에 두고 손바닥은 펴서 바닥에 고정한다. 시선을 아래에 두고 목과 등, 엉덩이를 일직선으로 평행하게 유지하며 20~30초간 자세를 유지한다. 익숙해지면 자세 유지 시간을 1분으로 늘린다.

2 데드버그

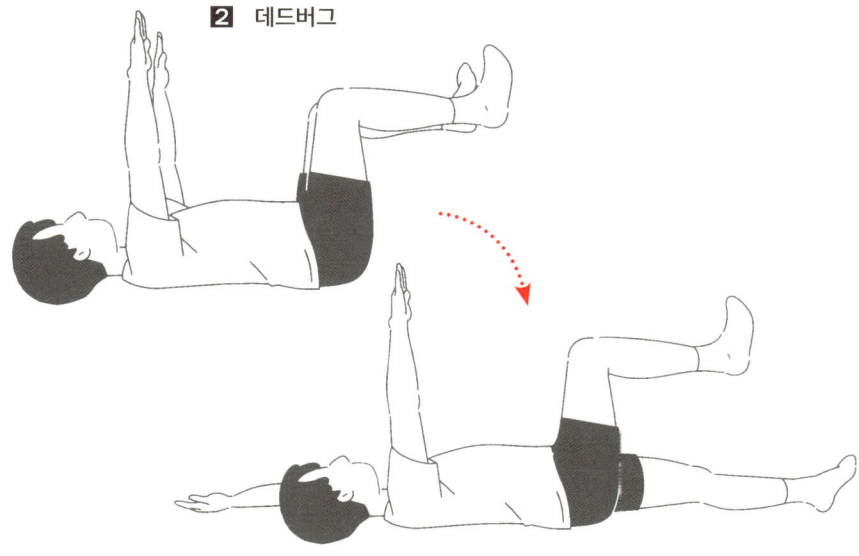

등과 허리를 바닥에 대고 누워 팔을 앞으로 나란히 뻗는다. 두 다리를 들어 올려 무릎을 직각으로 구부리고 무릎 사이에 주먹 하나가 들어갈 만큼 벌린다. 입으로 천천히 숨을 내쉬면서 오른팔을 위로 뻗고 왼쪽 다리를 일자로 편다. 호흡을 들이마시면서 처음 자세로 돌아온 뒤 왕복 교차하여 20회 1세트로 총 2세트 이상 반복한다.

3 크런치

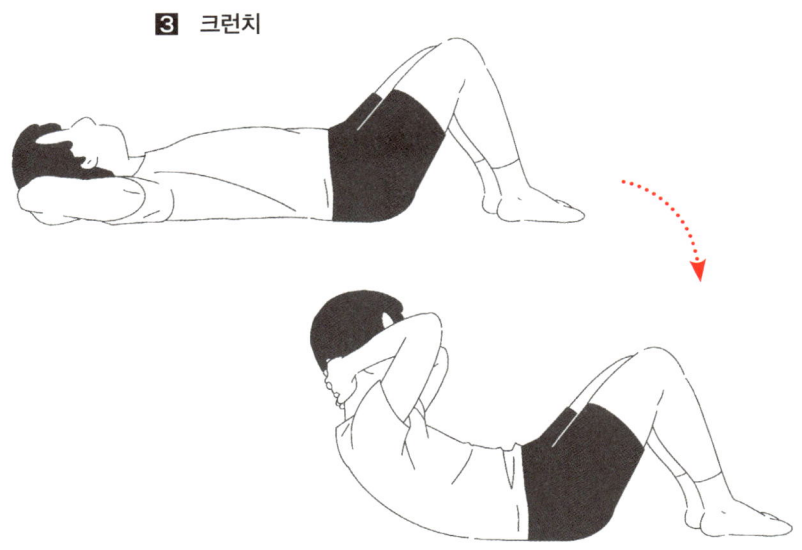

등과 허리를 바닥에 대고 무릎을 세워 눕는다. 양 손을 머리 뒤로 하고 깍지를 낀 다음, 복근에 힘을 주어 무릎 가까이 상체를 일으킨다. 이완하며 원위치 후 15~20회 1세트로 총 2세트 이상 반복한다.

HA 코어 트레이닝

HA 코어 트레이닝은 삽입 섹스에 있어서 핵심적인 성 기관을 지지하는 근육을 강화하는 동시에 사정 조절을 위해서 정확히 어떤 근육을 사용해야 하는지 깨닫게 하고, 자신의 의지대로 조절할 수 있는 능력을 기르는 것에 목적이 있다.

1 HA 코어 트레이닝이 필요한 이유

장시간 앉아서 근무하는 사무직 혹은 몸을 다양하게 움직이지 않는 직종의 근로자는 일상생활이 반복되면서 사용하는 근육이 점점 한정된다. 이 중 섹스와 밀접한 관련이 있는 성 근육은 배뇨나 배변 활동 외에는 사용빈도가 낮아 섹스할 때 갑자기 사용하려고 하면 마음대로 되지 않는 상황이 생긴다.

HA 코어 트레이닝을 통한 성 근육 단련과 연습을 통해 조루 개선뿐만 아니라 '이완'된 상태에서 충분한 성적 흥분과 성적 고조기를 유지할 수 있고 '삽입하되 사정하지 않는-접이불루'까지 도달할 수 있다.

2 단련해야 할 성 근육

HA 코어 트레이닝에서 다루는 성 근육은 골반기저근 또는 골반저근이라 불리는 근육에 포함되어 있거나 근접한 근육이다.

▶ 골반기저근 (Pelvic floor muscles)

골반 바닥을 감싸는 동시에 치골과 미골을 가로지르는 두 개의 근육으로 내부 장기를 받친다. 항문거근(Levator Ani)은 치골, 미골, 장골, 직장 등을 U자 모양으로 연결하여 성 기관 및 배뇨, 배변 기관을 받쳐 올리고 조여주는 역할을 한다. 여성의 골반기저근은 요도, 질, 항문의 조임과 관련이 있고, 남성의 골반기저근은 요도, 전립선, 항문의 조임과 관련이 있다.[8]

회음부에 위치한 회음근 중 성 근육과 관련된 근육은 PC근육(치골미골근, Pubococcygeus muscle), BC근육(구해면체근, Bulbocavernosus muscle) 그리고 IC근육(장골근, Iliococcygeus muscle)이 있다.

- PC근육 (Pubococcygeus muscle)

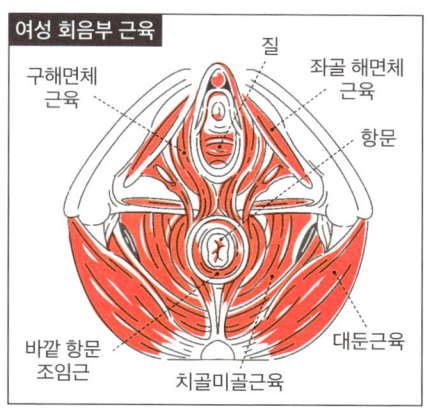

여성 회음부 근육 — 구해면체 근육, 질, 좌골 해면체 근육, 항문, 바깥 항문 조임근, 치골미골근육, 대둔근

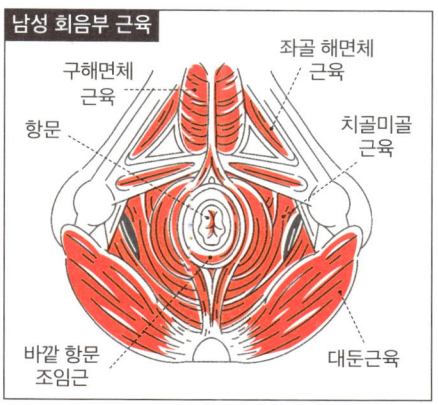

남성 회음부 근육 — 구해면체 근육, 좌골 해면체 근육, 항문, 치골미골 근육, 바깥 항문 조임근, 대둔근

PC근육은 괄약근을 조이는 근육으로 케겔 운동을 할 때 움직이고 조여야 하는 근육이다. 장골근과 함께 항문거근을 형성하며 배변 후 직장을 원위치로 회복시키는 역할도 한다.

여성의 PC근육은 8자 형태로 질벽과 연결되어 괄약근을 조이면 질도 같이 조여진다. 실제로 남성보다 여성의 항문과 질 사이의 간격이 가깝고 PC근육이 서로 얽혀있어 케겔 운동을 연습하는 것만으로 충분히 질 조임을 연습할 수 있다. 그래서 출산 이후 질 근육, 질 조임력을 강화하기 위해 케겔 운동을 적극 권장하고 있다.[9, 10]

남성은 항문과 자지의 위치가 여성보다 더 떨어져 있으며 PC근육이 항문과 자지를 강하게 연결하지 않는 구조다. 물론, 괄약근의 조임을 통해 PC근육을 조임으로써 자지를 움직일 수 있지만, 여성이 조이는 힘보다는 훨씬 미약하다.[9, 10, 11]

- **BC근육** (Bulbocavernosus muscle)

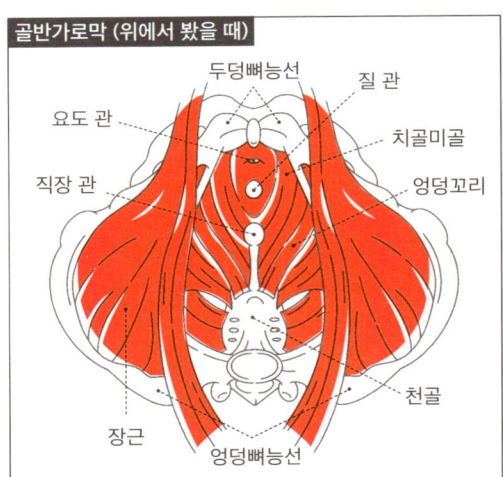
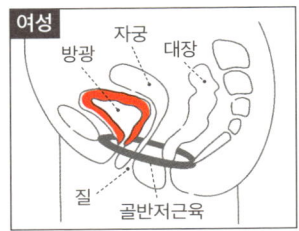
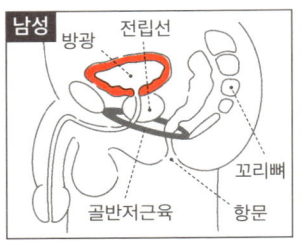

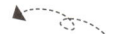

Tip!

사정할 때 강한 힘으로 수축이 반복해서 일어나는데 이때 정액을 방출 하는 근육이 BC근육이다. 실제 오줌을 참을 때나 사정을 할 때 조여지는 근육이 괄약근을 조이는 PC근육이 아닌 자지를 몸 안쪽으로 당기는 BC근육임을 알 수 있다.

남성의 BC근육은 사정 조절에 있어 핵심적인 두 가지 기능을 한다. 하나는 <mark>조여지면서 오줌이나 정액을 요도 밖으로 배출시키는 기능</mark>인데,[12] 흔히 시중에서 '정력 강화 운동'이라는 명목으로 오줌을 여러 차례 나누어 싸라고 한다. 까치발을 들고 괄약근을 조이면서 오줌을 싸는 도중에 멈추는 원리로, PC근육의 움직임을 설명한다. 그러나 오줌을 멈추거나 더 강하게 밀어내는 근육은 PC근육이 아닌 BC근육으로, 자지 뿌리를 감싸고 있는 BC근육이 조여지면서 요도의 조임이 이루어지는 것이며 이로 인해 오줌이나 정액의 멈춤, 또는 강한 방출이 가능한 것이다.

BC근육의 두 번째 기능은 <mark>혈액을 음경해면체와 귀두로 밀어주는 것</mark>이다. 성적으로 크게 흥분하면 처음 발기되었을 때의 자지 크기

보다 더 커지는 이유가 이 때문이다. BC근육을 따로 움직일 수 있다면 발기된 상태에서 BC근육을 조임으로써 귀두와 자지가 커지는 것을 관찰할 수 있다.

BC근육의 운동이 익숙해지고 BC근육의 근력이 강화되면, 음경해면체에 혈액이 많이 공급되어 강직도를 강화시키고 정액이 이동하는 통로인 요도를 더 강하게 압박하게 된다. 이에 따라 사정과 관련된 근육의 조임과 이완을 손쉽게 조절하게 되면서 사정 조절이 가능해진다.

남성 케겔 운동

Tip!
케겔 운동은 이미지 트레이닝을 같이 하는 것이 중요하다. 앞에서 본 골반기저근 해부도를 떠올리며, 괄약근을 조일 때 근육이 조여지는 느낌을 상상한다. 괄약근과 PC근육을 조이는 것뿐만 아니라 근육을 들어올리는 움직임도 꼭 함께해야 효과를 제대로 볼 수 있다.

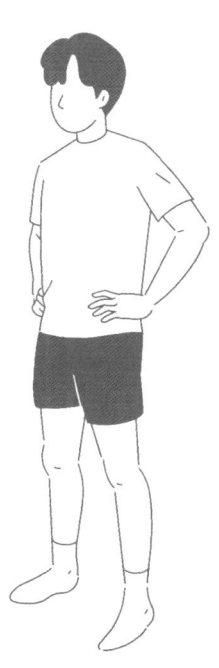

1. 기본 케겔 운동

① 발을 어깨 너비로 벌린 후, HA 릴렉스 트레이닝의 호흡으로 천천히 숨을 끝까지 들이마셨다가 내쉬면서 괄약근을 조인다.

② 10초간 숨을 내쉬는데, 이때 괄약근을 조이는 속도는 숨을 내쉬는 속도와 맞춘다.

③ 괄약근을 끝까지 조인 상태로 10초간 숨을 멈춘다.

④ 다시 10초에 걸쳐 천천히 숨을 들이쉬면서 괄약근을 천천히 푼다. 20회 1세트로 총 2세트 이상 반복한다.

2. 중급 케겔 운동

① 발을 어깨 너비로 벌린 후 무릎을 살짝 굽히고 엉덩이를 내린다. 이때 무릎은 발 바깥으로 나가지 않게 한다.

② 이 자세를 유지한 상태에서 기본 케겔 운동을 시행한다.

③ 바로 선 자세로 돌아가서 30초간 휴식을 취하고 다시 자세를 잡아 1번부터 다시 시행한다.

3 고급 케겔 운동

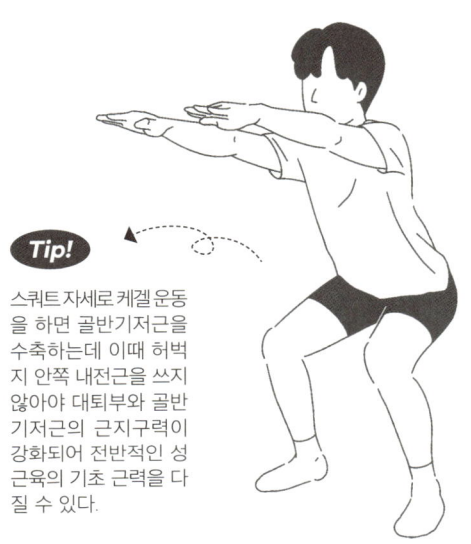

Tip!
스쿼트 자세로 케겔 운동을 하면 골반기저근을 수축하는데 이때 허벅지 안쪽 내전근을 쓰지 않아야 대퇴부와 골반기저근의 근지구력이 강화되어 전반적인 성근육의 기초 근력을 다질 수 있다.

① 발을 어깨 너비로 벌려 무릎을 굽히고 엉덩이를 내린다. 이때 무릎이 발 앞으로 나가지 않고 기립근을 고정해서 허리가 굽지 않도록 일자로 편다. 무릎이 불편하면 발 방향을 바깥으로 벌려도 좋다.

② 턱을 살짝 든 상태에서 몸을 낮추면 허리가 굽지 않는다. 무게 중심은 발 뒤꿈치에 두고 허벅지가 바닥과 수평을 이루도록 자세를 낮춘다.

③ 이 상태에서 HA 릴렉스 트레이닝의 호흡으로 숨을 들이마시면서 기본 케겔 운동을 시행한다.

④ 바로 선 자세로 돌아가서 30초간 휴식을 취하고 다시 자세를 잡아 1번부터 다시 시행한다.

4 모제혈을 이용한 BC근육 수련

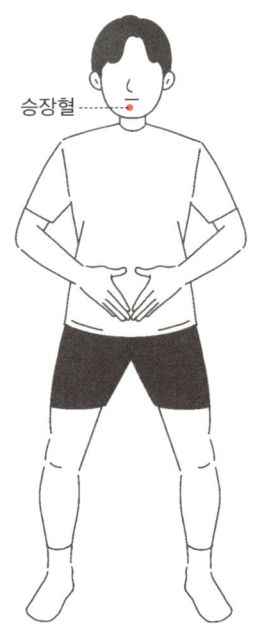
승장혈

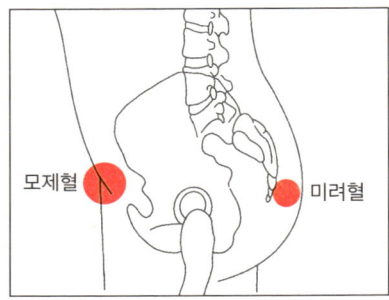
모제혈 미려혈

모제혈[13]은 양 손바닥을 쫙 펴고 두 엄지손가락 끝과 검지손가락 끝을 모은 상태에서 엄지손가락은 배꼽에 대고 손바닥을 배에 붙였을 때 검지 끝이 닿는 지점 혹은 음모가 시작되는 지점이다. 모제혈 수련에 대해 한의학에서는 꼬리뼈에 자리하고 있는 미려혈[13]과 통하게 해줌으로써 기의 순환을 원활하게 하여 정력을 증강하는 효과를 가질 수 있다고 말한다.

① HA 릴렉스 트레이닝의 호흡으로 숨을 들이마셨다가 내쉬면서 꼬리뼈 쪽으로 모제혈을 당긴다. 이때 모제혈과 꼬리뼈를 붙인다고 상상한다.

② 숨을 완전히 내쉰 후 잠시 숨을 참았다가 다시 숨을 들이마시면서 천천히 조임을 푼다. 이렇게 하면 자연스럽게 BC근육이 자지를 조인다.

③ BC근육을 조이는 방법과 느낌을 확실히 알았다면, 이제 BC근육이 자지를 조이는 상상을 하며, 호흡과 함께 꼬리뼈 쪽으로 모제혈을 당기는 동작을 쉼 없이 30~50번 시행한다. 익숙해지면 한 번 수련을 할 때 100회 이상 반복할 수 있다.

5 회음부 마사지

회음부는 건강과 성 기능에 있어 한의학적인 중요성이 큰 부위이며, 회음 안쪽에 골반기저부 근육이 있기 때문에 해부학적으로도 사정 조절과 매우 밀접한 관련이 있다. 한의학적으로 회음은 몸 앞면 정중앙을 타고 흐르는 임맥*과 몸 뒷면 정중앙을 타고 흐르는 독맥*이 만나는 지점이며, 성 에너지를 저장하는 중요한 혈 자리로 알려져 있다. 물리적인 압을 가하여 골반기저부를 구성하는 근육을 풀면 근육 운동 시 도움을 줄 수 있다.

*임맥 : 회음에서 출발하여 입술 아래에 위치한 승장혈까지 몸의 앞면 중앙에 위치한 혈자리를 잇는 맥.

*독맥 : 회음에서 출발하여 몸의 뒷면 정중앙을 따라 척추와 두개골 중앙을 지나쳐 인중까지 위치한 혈자리를 잇는 맥.

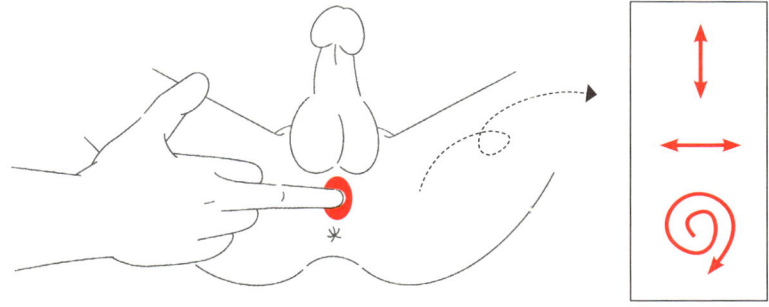

① 회음은 자지 뿌리 하단부(혹은 고환의 시작점)와 항문 사이 중앙에 위치한다. 자지 뿌리 하단 호음봉선의 시작점에서 선을 따라 항문과 중앙으로 판단되는 위치를 회음으로 잡고 마사지를 시작한다.

② 엄지 혹은 중지 지문부로 강하다 싶을 정도의 압을 준 상태로 8초간 유지한다. HA 릴렉스 트레이닝의 호흡으로 압을 줄 때 숨을 내쉬고 압을 풀 때 들이마신다.

③ 이후 다시 회음을 누른 상태에서 위아래로 8초, 좌우로 8초간 일정한 속도로 비비듯 마사지한다.

④ 이후 다시 회음을 누른 상태에서 작은 원을 그리며 8초간 마사지한다.

⑤ 위 방법을 순서 상관없이 5~10분간 마사지한다. 이때 마사지를 하면서 손가락 끝에 뭉친 부분을 느끼면 그 부분을 풀어주는 데에 집중한다.

> HA 코어 트레이닝의 세부 훈련은 자신의 계획에 따라 훈련해도 무방하지만, 효율의 극대화를 위해 남성 케겔 운동, 모제혈 수련, 회음 마사지의 비율을 4:4:2 정도로 배분하여 시행할 것을 추천한다. HA 코어 트레이닝을 하면서 동작이 익숙해지고, 자신감이 붙으면 좀 더 많은 횟수와 시간을 투자하는 욕심을 내도 좋다.

HA 파트너 트레이닝

HA 파트너 트레이닝은 앞서 시행한 트레이닝을 실전 사정 조절 섹스 테크닉에 적용하기 위해 파트너와 함께하는 훈련이다. 스스로가 일으키는 성적 자극과 파트너가 주는 성적 자극의 차이는 크기 때문에 파트너가 사정 조절 개선을 도와주는 것은 큰 효과가 있다.

HA 파트너 트레이닝을 하기 위해서는 트레이닝 수련자에 대한 파트너의 이해와 공감이 필요하다. 사정 조절에 어려움을 겪고 있는 남성의 대부분이 심리적으로 위축되어 있기 때문에 파트너가 자신의 약점을 알게 되거나 언급, 비판, 비난해서 심리적인 상처를 받을 수 있다. 그렇기에 파트너는 수련자가 겪는 사정 조절의 어려움을 이해하고 배려하는 분위기를 만들어야 한다.

파트너에게 있는 그대로 자신의 약점을 드러내면서도 불편하지 않은 환경이 조성되면, 사정 조절에 대한 긴장과 불안을 떨쳐버린 심신의 이완 속에서 사정 조절 능력의 개선과 함양을 꾀할 수 있다.

파트너가 없거나 함께 할 수 없다면, 섹스토이를 이용하여 수련하는 방법이 있다. 파트너와 함께 하는 것보다 효과는 떨어지지만, 자신의 손으로 직접 가하는 자극과는 다른 느낌으로 수련을 할 수 있기 때문에 HA 릴렉스 트레이닝과 함께 하면 시너지 효과를 얻을 수 있다. 사정 조절 HA 트레이닝에 적합한 섹스토이는 47페이지 (Appendix)에서 확인할 수 있다.

사정 조절 HA 파트너 트레이닝을 하는 수련자와 파트너는 서로의 교감과 이해를 통한 평온한 심리 조성을 우선시해야 한다. 이를 위한 방법으로 다음 내용을 참고한다.

1 모두 옷을 벗고 아무것도 숨기지 않는 마음가짐으로 서로를 있는 그대로 받아들인다.

2 파트너는 수련자가 말을 할 때까지 수련자의 눈을 바라보며 차분히 기다린다.

3 수련자는 조바심을 갖지 말고 파트너에게 자신의 성적 상황에 대해 마음 편히 이야기할 수 있고 구체적으로 도움을 요청할 수 있을 때 대화를 시작한다. 시간이 더 필요하거나 시도를 했는데 대화가 원활하지 않다면 파트너에게 양해를 구하고 다시 진행한다.

4 파트너는 수련자가 이야기를 시작하면 말을 끊지 않고 끝까지 경청한다. 파트너는 수련자의 이야기와 요청사항을 최대한 포용하고 격려하면서 수련자를 안심시킨다. 수련자가 시간을 충분히 가졌음에도 이야기를 시작하지 못한다면 괜찮다고 말하고 다음을 기약한다.

5 모든 대화가 끝나면 서로 천천히 다가가서 최대한 많은 신체 부위를 밀착하며 부드럽게 포옹한다. 포옹을 한 채 서로의 숨을 일치시키며 하나됨을 느낀다.

6 서로의 눈을 바라보며 "고마워"라고 조용히 말하고 사정 조절 HA 파트너 트레이닝을 시작한다.

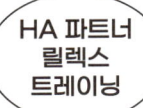

1 비삽입 HA 파트너 트레이닝

서로 옷을 벗은 상태에서 진행하는 것을 추천한다. 옷을 모두 벗기 어려운 상황이라면 최소한으로만 입는다. 단, 몸을 조이는 의류는 최대한 배제한다.

① 편안한 자세로 침대에 눕거나 소파에 기대어 앉는다. 이때부터 수련자는 HA 릴렉스 트레이닝의 호흡을 시작하고 유지한다. 파트너는 부드럽고 느린 속도로 수련자를 애무한다. 수련자는 파트너가 갑작스럽게 강한 자극을 주지 않도록 실시간으로 반응을 표현하며 점진적으로 자극의 강도를 올릴 수 있게 유도한다.

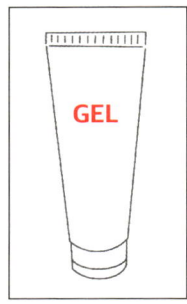
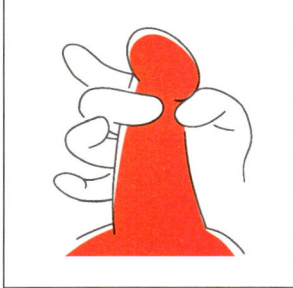

② 발기가 충분히 되면 파트너는 윤활젤을 자신의 손에 충분히 도포하여 체온과 비슷하게 맞춘 뒤 수련자의 자지를 천천히 애무한다. 만약 애무 과정에서 쿠퍼액이 충분히 나온다면 이를 윤활젤로 이용하는 것도 좋다.

③ 파트너는 수련자의 자지를 부드럽게 감싸 쥐어 손의 온기를 전달하고 수련자는 파트너가 주는 자극에 익숙해지도록 집중한다.

④ 파트너는 손을 천천히 움직이면서 자지에 일정한 압력과 속도를 유지하며 점진적으로 성적 자극을 준다. 수련자는 호흡을 유지하면서 파트너가 주는 자극을 자지에서 몸 전체로 퍼트린다는 생각과 함께 파트너가 성적 자극의 정도를 잘 조절할 수 있게 유도한다.

⑤ 수련자는 앞서 수행한 HA 릴렉스 트레이닝과 같이 자극의 강도를 단계별로 나누고 파트너에게 자신이 받는 자극의 정도를 알려주고 조절을 요청한다. 사정감이 들기 직전의 자극을 계속 유지하면서 파트너가 조절하는 성적 자극으로 발생하는 성에너지를 수련자가 최대한 많이 수용하는 것이 트레이닝의 목적이다.

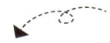

Tip!

사정 조절에 실패해도 파트너는 수련자에게 칭찬과 격려를 하고, 수련자 역시 개선하는 과정이라 생각하고 수련을 이어간다. 가장 중요한 것은 수련을 통해 사정 조절 및 섹스 전반에 대한 긴장과 불안감을 내려놓고 이완을 통해 사정 조절 능력을 조금씩 개선하는 것이다.

⑥ 트레이닝 도중 사정을 했다면, 수련을 멈추고 수련 중 느꼈던 감정과 성 반응에 대해 이야기를 나누며 휴식시간을 가진다. 이야기를 나누면서 서로 가볍게 애무를 주고 받아도 좋다. 수련자의 무반응기가 사라지면 다시 트레이닝을 시도한다. 트레이닝을 지속할 수 없을 정도로 체력이 고갈되거나 집중력이 떨어지면, 트레이닝을 종료하고 다른 날짜에 다시 시도한다.

⑦ HA 릴렉스 트레이닝을 할 때와 마찬가지로 매번 비삽입 HA 파트너 트레이닝마다 사정 지연 시간을 기록한다. 기록의 경향과 훈련의 성과를 계속 확인한다.

2 삽입 HA 파트너 트레이닝

비삽입 HA 파트너 트레이닝이 익숙해졌으면 삽입 HA 파트너 트레이닝으로 넘어간다. 삽입 HA 파트너 트레이닝은 남성 상위 체위로 시작한다.

① 삽입 HA 파트너 트레이닝은 파트너에게 질내 삽입에 문제가 없게끔 충분히 애무하되, 과하지 않게 한다. 파트너 또한 수련자가 발기 후 성적 고조기에 오를 수 있는 초입까지만 애무한다. 만약 충분히 발기가 되고 쿠퍼액이 분비될 정도로 흥분이 되었다면 바로 삽입을 해도 좋다.

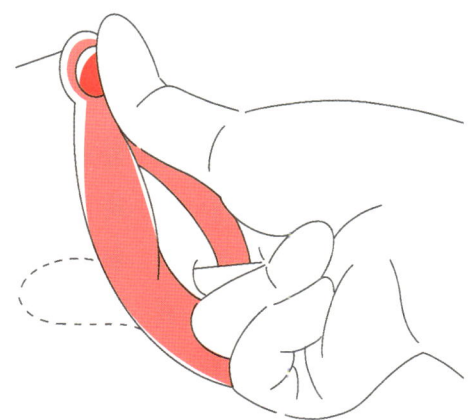

② 파트너에 대한 삽입은 '3장 삽입 테크닉'을 참고한다. 수련자는 삽입이 완전히 이루어진 후 자신의 성적 고조기를 최대한 유지하면서 움직이지 않고 삽입된 상태 그대로 HA 릴렉스 트레이닝의 호흡을 한다.

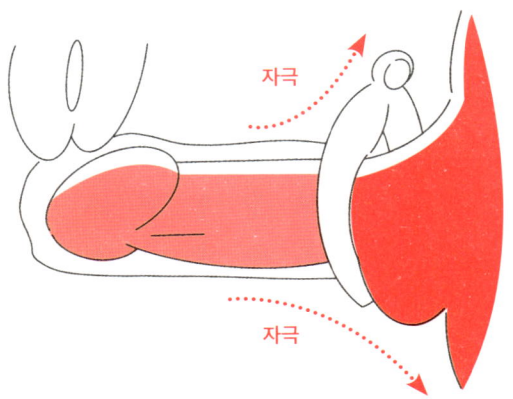

Tip!

사정 조절을 원하는 만큼 못했다고 실망하지 말자. 삽입 운동 여부와 상관없이 삽입한 상태의 유지 시간을 늘리고 점차 자신감과 여유를 회복하는 것이 목적이다.

IELT: 질 내 삽입에서 사정까지의 시간

③ 움직임 없이 삽입을 유지하고 있는 상태에서, 심신을 이완하고 자지에 가해지는 성적 자극을 온 몸으로 퍼트린다고 상상한다. 자극에 대한 통제가 안 된다면 삽입을 유지한 상태에서 파트너를 손이나 입으로 애무하여 성적 자극을 분산시킨다. 파트너는 수련자가 삽입 후 움직이지 않아도 삽입한 상태를 그대로 유지할 수 있게끔 배려하는 것이 중요하다. 수련자가 편안하게 자기 주도적으로 수련을 할 수 있는 상황을 만드는 것이 HA 파트너 트레이닝의 핵심이다.

④ 수련자의 반응이 안정되면 파트너는 조금씩 질을 조인다. 수련자는 자지에 전해지는 압력과 자극이 어떤지 집중하며 이에 대한 피드백을 파트너에게 바로 전달한다. 파트너는 수련자의 피드백을 듣고 질 조임을 조절한다.

⑤ 수련자는 지금까지 받아들인 성적 자극의 수용이 안정되고 성적 고조기를 자신있게 유지할 수 있으면 천천히 자지를 움직인다. 사정감이 들면 속도를 줄이거나 움직임을 멈춘다. 질에 삽입된 상태에서는 자지에 성적 자극이 계속 가해지기 때문에 움직임을 멈춰도 수련자에게 전달되는 성적 자극이 급격히 떨어지지 않는다.

⑥ 삽입 HA 파트너 트레이닝은 사정하거나 크게 사정감이 들어서 삽입을 유지할 수 없을 때까지 진행한다.

⑦ HA 릴렉스 트레이닝을 할 때와 마찬가지로 삽입 HA 파트너 트레이닝을 할 때마다 IELT*를 기록한다. 기록을 보고 훈련의 성과를 계속 확인한다.

HA 파트너 트레이닝 후 서로가 주고 받은 느낌에 대해서 공유하는 것이 중요하다. 이를 통해 정리된 개선사항을 다음번 HA 파트너 트레이닝에 반영하면 수련자와 파트너 모두 진취적인 성과를 얻으며 발전할 수 있다.

3 파트너가 없을 때

비삽입/삽입 HA 파트너 트레이닝을 도와주는 파트너가 없다면, 섹스토이를 이용할 수 있다. 남성 자위용으로 분류되는 자위컵이나 오나홀은 독창적이면서 복합적인 내부 구조로 손이 주는 자극과는 다른 성적 자극을 경험할 수 있다.

① 몸을 움직여 삽입하는 훈련이기 때문에 손에 들고 사용하는 자위컵보다는 바닥이나 테이블에 거치할 수 있는 대형 오나홀을 이용한다.

② 삽입 HA 파트너 트레이닝과 동일하게 진행한다. 수련자가 제어하기 어려운 돌발적인 자극이 없기 때문에 수련에 집중할 수 있다는 장점이 있다. 삽입 HA 파트너 트레이닝은 사정하거나 크게 사정감이 들어서 삽입을 유지할 수 없을 때까지 진행한다.

③ 수련에 사용한 자위컵이나 오나홀은 구조적으로 세정이 용이하지 않기 때문에 처음부터 콘돔 사·용을 병행하거나 사용 후 바로 세정한다.

 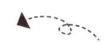

자위컵이나 오나홀을 사용할 때 부드러운 삽입 운동을 위해 윤활젤 사용은 필수다. 또한 컵/홀 내부에는 온기가 없기 때문에 전용 워머로 온도를 높여 사용하는 것을 추천한다.

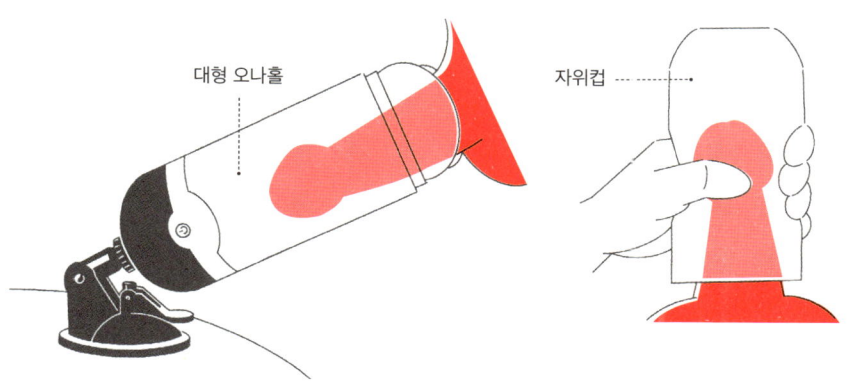

사정 조절 HA 트레이닝 프로그램

사정 조절 HA 트레이닝 프로그램은 아래와 같이 4주간의 훈련으로 진행하여 IELT를 늘려간다.

	일요일	월요일	화요일	수요일	목요일	금요일	토요일
1주차	릴렉스	릴렉스	릴렉스	릴렉스	릴렉스	코어	릴렉스
	코어	스테틱	코어	스테틱	코어	스테틱	파트너
2주차	릴렉스	릴렉스	릴렉스	릴렉스	릴렉스	코어	자유 섹스1
		코어	스테틱	코어	스테틱	파트너	
3주차	스테틱	릴렉스	릴렉스	릴렉스	릴렉스	릴렉스	코어
		코어	스테틱	파트너	코어	스테틱	파트너
4주차	스테틱	릴렉스	릴렉스	릴렉스	릴렉스	금욕	자유 섹스2
		코어	파트너	스테틱	파트너		

① 1주차에 HA 릴렉스 트레이닝을 기본으로 스테틱 트레이닝과 코어 트레이닝을 번갈아가면서 사정 지연 조절 능력을 증대시키고 파트너 트레이닝을 통해 실전 삽입 섹스를 위한 적용 훈련을 점진적으로 시행한다.

② 2주차에 자유 섹스1을 하면서 훈련으로 인한 강박을 푼다. 기존보다 삽입의 강도나 속도를 줄이려고 노력하면서 자신이 원하는 만큼 섹스를 한다.

자유 섹스1은 그간 익히고 개선한 사정 조절 능력을 펼치는 시간으로, 삽입 섹스뿐만 아니라 모든 종류의 전희, 후희를 포함한다. 단, 과도하게 심리적 성적 자극을 줄 수 있는 플레이(BDSM, 포르노 시청각 매체의 활용, 다자간 섹스 등)는 자제한다. 자유 섹스 후 다음 날은 한 가지 트레이닝만 하며 몸에 쌓인 성적 자극을 없앤다.

③ 3주차는 파트너 트레이닝의 빈도를 점차 높인다.

④ 4주차 마지막은 자유 섹스2를 통해 한 달간의 성과를 평가한다. 4주차 자유 섹스 전날에는 금욕을 통해 몸에 쌓인 성적 자극을 없앤 후 자유 섹스를 하며 자신의 IELT 조절 정도를 평가한다.

⑤ IELT의 조절이 만족스러울 때까지 4주간의 훈련을 반복한다. 개인마다 차이가 있지만, 위 훈련을 3번(총 12주) 반복하면 만족할 만한 성과를 얻을 수 있다.

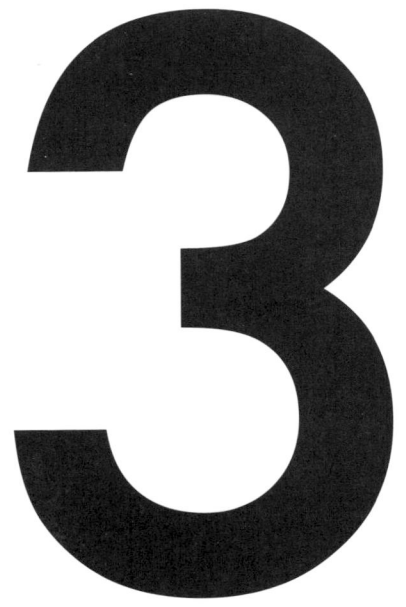

섹스 테크닉

✦ 삽입 테크닉
✦ 사정 조절에 영향을 미치는 체위

03
사정 조절
섹스 테크닉

① 삽입 테크닉

삽입 테크닉에서 가장 기본적으로 익히고 고정해야하는 것은 보지에 자지를 삽입하는 적절한 시점과 삽입방법이다. 삽입 테크닉만 효과적으로 익혀도 사정 조절은 물론 파트너에게 매우 긍정적인 성 반응을 이끌어내기 유리하다.

삽입의 시기

대부분의 남성이 질 입구가 젖어있거나 여성이 넣어달라고 할 때 바로 삽입을 한다. 이는 삽입하기엔 너무 이른 시기로, 질 내부가 충분한 이완과 윤활이 되지 않은 상태에서 삽입하면 여성의 성감이 떨어지거나 고통을 호소하게 된다. 이렇게 되면 삽입을 하는 수련자 역시 순간적으로 긴장과 불안감을 겪게 되며 사정 지연에 대한 자기 조절 능력을 잃을 수 있다.

질 내부가 삽입하기 좋은 상태임을 확인하는 방법은 손가락을 넣는 것이다. 손가락을 삽입할 때는 질 입구 하단에 중지 지문부를 대고 미끄러지듯 자연스럽게 삽입한다. 질벽이 충분히 이완되면 조금만 힘을 실어도 바로 들어가지만, 이완이 되지 않은 상태라면 손가락 끝에 뭔가가 걸리는 느낌이 든다. 이때는 질벽의 이완을 위해 다른 손이나 입으로 애무하고 손가락 끝에 걸리는 느낌이 없어지면 삽입을 시도한다. 들어가다 또 걸리는 부분이 느껴지면 같은 방식으로 기다리면서 질벽의 이완을 유도한다.

삽입 후 질 내부 전체가 충분한 이완과 윤활이 되었다면 자지 삽입도 원활하다 판단할 수 있다. 손가락을 뺄 때는 질벽을 헤집지 않고 천천히 빼는 것이 중요하다.

> 자지의 삽입

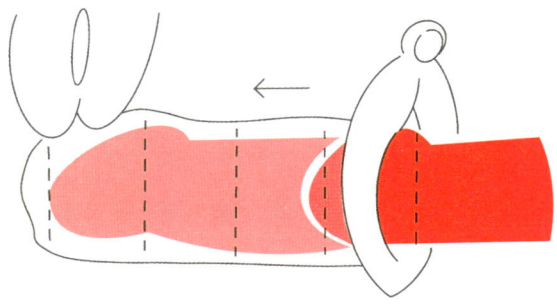

1. 자지를 삽입할 때도 손가락 삽입과 동일한 방법으로 자지를 3~5등분으로 나누어 한 부분씩 천천히 삽입한다고 상상한다. 처음 삽입할 때 귀두 길이의 1.5~2배 길이까지만 들어간다고 생각한다.

2. 삽입 후 잠시 멈춰서 질 내부가 주는 성적 자극에 적응할 수 있는 시간을 갖는다. 호흡과 함께 몸을 이완시키면서 성적 자극을 귀두 끝에서 몸 전체로 퍼트린다. HA 트레이닝으로 얻은 성적 이완 능력이 발휘되는 순간이다.

3. 질 내부에서 얻는 지속적인 자극으로 인한 성적 고조기를 편안하게 유지할 수 있으면 한 부분씩 더 삽입한다.

이 과정에서 체위를 유지하는데 필요한 코어 근육은 이미 HA 스테틱 트레이닝을 통해 강화되어 있어야 한다.

4. 자지를 끝까지 삽입 한 후 멈춰서 질 내부에서 받는 자극에 대해 충분히 적응할 수 있는 시간을 가진다.

5. 많은 남성이 삽입 후 가만히 있지 못하거나, 해도 오래 유지하지 못한다. 특히 사정 조절에 어려움을 겪는 사람은 자신이 사정감을 '참을 수 있는' 시간 안에 파트너를 만족시켜야 한다는 강박에 사로잡혀 여유를 가지지 못하고 거칠게 삽입 운동을 한다.

긴장과 불안으로 인해 성적 자극이 주는 쾌감을 즐기지 못하면 사정 조절은 둘째치고 오히려 발기 유지에도 문제가 생긴다. 발기가 풀릴 것 같은 생각에 빨리 삽입 운동을 하게 되고, 이런 상황에서 사정 조절은 더 어려워지고 결국 본인의 의지와 상관없이 사정하게 된다.

첫 삽입 후 움직이지 않고 발기를 유지하는 연습이 필요하다. 가만히 있기만 해도 질 내부의 압력이나 움직임이 주는 자극은 좋은 쾌감으로 승화될 수 있으며, 이 상태에서 얻는 쾌감 만으로도 충분히 즐거울 수 있다.

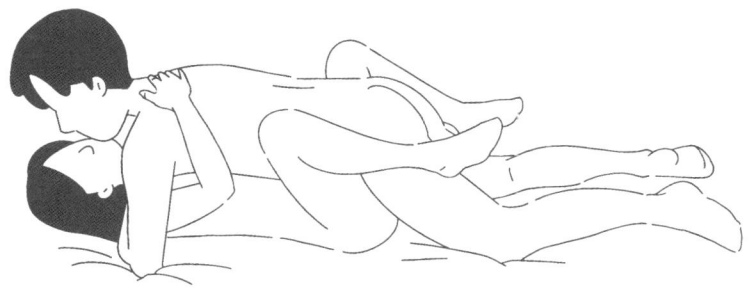

6 삽입 후 가만히 멈춘 상태에서 자극을 얻지 못하면 두 가지를 지적할 수 있다. 첫 번째는 심리적으로 긴장과 불안이 과도해서 질 내부에서 자연스럽게 주는 자극을 느끼지 못하고, 두 번째는 말초적으로 너무 강한 자위와 삽입 혹은 과도한 포르노 매체의 탐닉으로 인한 성적 반응의 역치값이 너무 높이 올라간 경우다.

전자는 지속적인 HA 릴렉스 트레이닝- 파트너와의 교감을 통해 긴장과 불안감을 내려놓고 편안함과 여유를 찾아야 한다. 후자는 성감을 다시 민감하게 만드는 재활 훈련을 통해 자신의 성적 민감도를 회복해야 한다. 성감 재활 훈련은 레드홀릭스의 다른 출판물에서 다루기로 한다.

7 질 내부가 주는 자극에 적응이 되어 사정 조절이 가능하다면 조금씩 자지를 움직인다. 자지를 움직일 때도 앞에서 익힌 HA 코어 트레이닝과 HA 릴렉스 트레이닝을 적용한다.

8 자지를 뺄 때는 숨을 내쉬면서 BC근육을 조여주는 상태를 유지하고 다시 삽입할 때는 숨을 들이마신다. 자지를 통해 받아들인 성적 자극을 몸 전체로 퍼트린다는 이미지를 계속 떠올리며, 사정감이 들 때 움직임의 속도를 줄이거나 멈춰서 호흡을 가다듬는다. 이를 반복하여 성적 고조기를 유지하며 쾌감을 즐긴다.

9. 가장 중요한 것은 훈련 도중 원하지 않는 사정을 해도 긴장하거나 불안한 감정을 갖지 않는 것이고, 파트너에게 충분한 양해 혹은 이해를 구한 상태에서 하는 것이다. 본인이 발기에 문제가 있거나 사정 후 무감각기에서 회복하는 시간이 아주 길지 않다면, 사정을 하더라도 다시 발기해서 삽입하면 된다는 마음의 여유를 가지고 섹스를 한다.

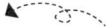

Tip!

사정 조절을 염두에 두면서 삽입 운동을 하면 자연스럽게 슬로우 섹스와 비슷한 삽입 운동을 하게 된다. 보지와 자지가 밀착되기 때문에 파트너는 보지 내부가 꽉 찬 느낌을 받게 된다. 그래서 '내가 너무 느리게 움직여서 지루하게 느끼면 어떡하지?'와 같은 걱정은 하지 말자!

10. 사정 조절에 어려움을 겪는 대부분의 상황은 파트너를 만족시켜야 한다는 심리적 압박감과 긴장, 불안감에 의해 유발되거나 악화되는 것이다. 그렇기 때문에 이러한 부정적인 심리 상태에서 벗어나 삽입 섹스에서 얻을 수 있는 쾌감을 최대한으로 즐기려는 자세를 갖는 것이 필요하다.

11. 만약 질 내부의 자극 강도가 커서 움직임을 멈춰도 사정 조절이 힘들다면 자지를 완전히 빼서 쉬어가는 것도 하나의 방법이다. 이때 파트너를 애무하는데 집중하면 자신이 받은 자극이 분산되면서 파트너의 성감은 떨어뜨리지 않는 효과를 가질 수 있다. 사정 조절을 원활하게 할 수 있는 정도로 흥분감이 줄어들면 다시 삽입 후 사정 조절을 하며 섹스를 이어간다.

12. 사정 조절 HA 트레이닝 도중 섹스를 할 때는 파트너의 협조가 중요하다. 특히 남성 상위에서 할 때, 파트너는 자신의 움직임을 자제한다. 만약 파트너가 흥분을 못 이겨 몸을 움직인다면 수련자는 움직임을 멈추고 파트너의 움직임이 잦아들 때까지 기다리면서 사정 조절에 집중한다.

사정 조절에 영향을 미치는 체위

사정 조절에 유리한 체위

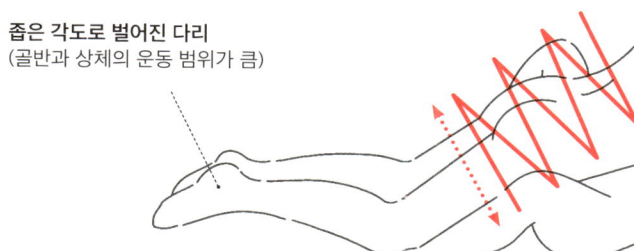

좁은 각도로 벌어진 다리
(골반과 상체의 운동 범위가 큼)

넓은 각도로 벌어진 다리
(골반과 상체의 운동 범위가 좁음)

1 기본 남성 상위

남성 상위는 남성이 주도적으로 삽입의 강도와 속도를 자유롭게 조절할 수 있다. 초보자는 양 다리 각도를 조절하여 삽입되는 깊이를 조절할 수 있다. 자신의 양 다리와 골반을 양각대라고 생각하자. 벌어진 다리의 각도가 좁으면 골반과 상체의 가동 범위가 넓어지고 각도가 넓으면 골반과 상체의 가동 범위가 좁아진다. 이를 이용하면 삽입 깊이를 조절하는 동시에 일정하게 유지할 수 있다.

앞서 기술한 사정 조절 삽입 테크닉은 모두 남성 상위에서 시작하는데 삽입부터 왕복 운동까지 자지에 가해지는 자극에 최대한 집중하는 동시에 그 자극을 통해 얻는 쾌감을 몸 전체로 퍼트려야 하는 것을 함께 수행해야 한다. 그러기 위해서는 몸의 움직임이 크면 안 되고, 팔과 어깨, 척추기립근으로 자세를 유지해야 한다. 이를 위해 HA 스테틱 트레이닝이 필요하며, 원하는 자세를 유지하면서 받아들이는 성적 자극과 움직임에만 집중하려면 앞서 언급한 부위의 근지구력이 탄탄해야 한다.

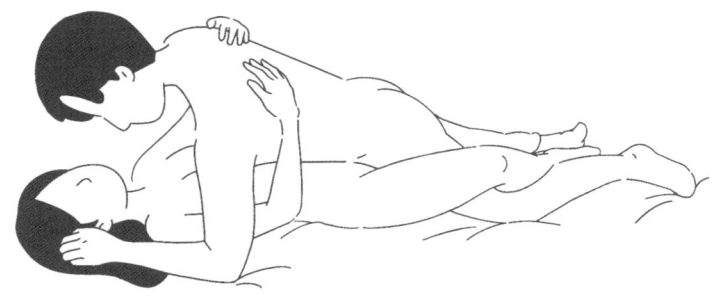

앞서 설명한 것처럼 삽입한 뒤 사정을 하지 않았다면, 이때부터는 자신의 치골을 파트너의 치골에 올려놓고 하반신의 하중을 실는다. 가슴이 닿지 않게 팔꿈치를 세워 아래에 있는 파트너가 호흡하는 데 문제가 없도록 한다. 근지구력에 자신이 있다면 손으로 바닥을 짚고 상체를 완전히 세워도 좋지만, 자세를 유지할 수 있는 시간이 줄어들 수 있다.

2 스푸닝

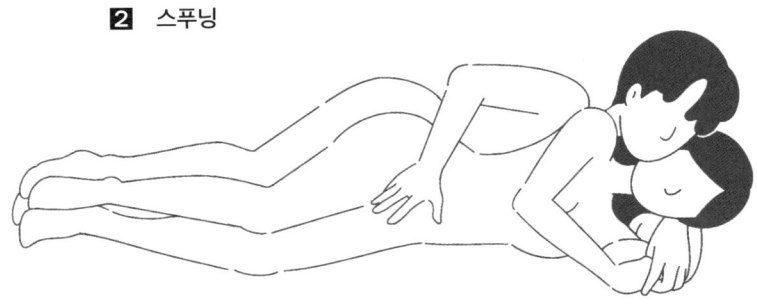

두 사람 모두 같은 방향을 보고 옆으로 누운 자세로, 숟가락 두 개를 포갠 형상과 비슷하다고 해서 스푸닝이라 부른다. 이 체위는 크게 힘들이지 않고 유지하기 쉬운 자세로 삽입 운동의 범위가 제한되기 때문에 거칠고 빠른 삽입 운동이 어렵다. 단, 신체적 특성에 따라 삽입 자체가 불리할 수 있다.

✓ **삽입이 불리한 경우**

① 삽입하는 남성의 배가 많이 나와 있는 경우

② 삽입을 받는 사람의 엉덩이가 많이 발달한 경우
③ 자지의 길이가 상대적으로 짧은 경우
④ 삽입을 받는 여성의 보지 위치가 전면으로 올라가 있어서 (윗보지) 상대적으로 길이가 긴 자지가 요구될 경우

스푸닝 체위는 삽입에 대한 단계적 조절이 생각만큼 쉽지 않기 때문에 최대한 조심히 진행한다. 삽입 후에는 오히려 남성 상위보다 사정 조절을 하면서 삽입 운동을 하는 것이 쉬울 수 있다. 수련자는 스푸닝 체위에서 파트너의 바깥 다리를 올려 삽입 운동을 한다.

파트너의 바깥 다리를 들어올리면 질 내부의 공간이 커져 자지에 가해지는 압박이 약해지면서 사정 조절에 좀 더 유리해진다.

3 마주보는 스푸닝

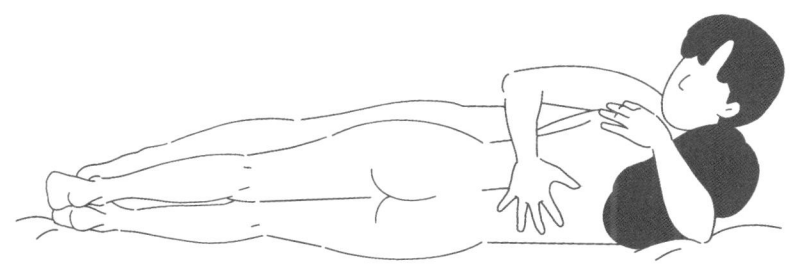

서로 마주 보고 옆으로 누운 자세로, 이 체위 역시 크게 힘들이지 않고 오래 유지하기 쉬우며, 삽입 운동의 범위가 제한되기 때문에 거치고 빠른 삽입 운동이 어렵다. 단, 신체적 특성에 따라 삽입 자체가 불리할 수 있다.

✓ **삽입이 불리한 경우**

① 양측 모두 배가 많이 나와 있는 경우
② 보지 위치가 후면 혹은 항문 쪽으로 내려가 있어서 (밑보지) 상대적으로 길이가 긴 자지가 요구될 경우

마주보는 스푸닝에서 삽입 역시 단계적 조절이 쉽지 않기 때문에 최대한 조심히 진행한다. 얕게 삽입되서 질 내 성감대가 질 윗벽에 집중된 여성은 질내 자극을 충분히 받을 수 있지만, 클리토리스 자극을 받기 힘들다. 스푸닝 체위와 마찬가지로 수련자는 파트너의 바깥 다리를 올려 삽입 운동을 한다.

3 마주보고 앉기

서로 마주보고 앉는 자세로, 자연스럽게 서로 안고 있어야 하기 때문에 삽입이 된 상태에서는 크게 움직이기 힘들다. 그러나 자지에 전해지는 감각에 최대한 집중하며 여유를 가질 수 있고, 질 내부의 각도와 자지의 발기 각도가 일치하고 중력에 의해 내부 성 기관이 아래쪽으로 압축이 되기 때문에 파트너의 입장에서도 강한 쾌감을 얻기 용이하다.

> **Tip!**
> 자지 주변 치골과 파트너의 대음순 및 클리토리스가 제대로 밀착 되었다면 움직임이 크지 않아도 성적 자극이 유지되기 때문에 자신에게 더 집중할 수 있다.

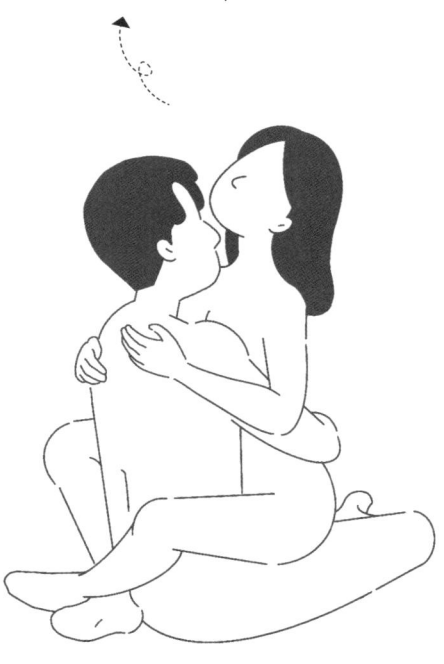

① 수련자의 위로 마주보고 앉아 삽입한다. 이때 파트너는 쭈그려 앉지 않고 다리를 펴거나 양반 다리로 수련자의 등을 감싼다.

② 삽입이 끝까지 되면 서로의 치골끼리 밀착시킨 자세를 유지한다. 이 자세를 유지하려면 서로를 팔로 감싸 안아야 한다.

③ 수련자는 여유를 가지고 자지에 전해지는 감각을 온 몸으로 퍼트린다는 생각과 함께 호흡한다.

④ 집중 분산을 위해서 파트너의 가슴이나 유두, 입술, 목 등 다른 성감대를 애무하거나 자신에게 전달되는 성적 자극에 대한 묘사를 파트너에게 표현한다.

⑤ 파트너의 움직임이 커서 사정감이 든다면, 파트너의 어깨와 엉덩이 혹은 골반을 붙잡거나 당겨서 움직일 수 있는 공간을 막는다.

사정 조절에 불리한 체위

1 남성 상위 변형 1

많은 남성이 남성 상위에서 역동적인 삽입 운동을 위해 무릎을 꿇고 상체를 완전히 세운 상태에서 파트너의 골반을 당겨 삽입 운동을 한다. 이 자세는 몸의 유연성이 낮거나 척추기립근의 근력이 떨어지면 유지가 힘들다.

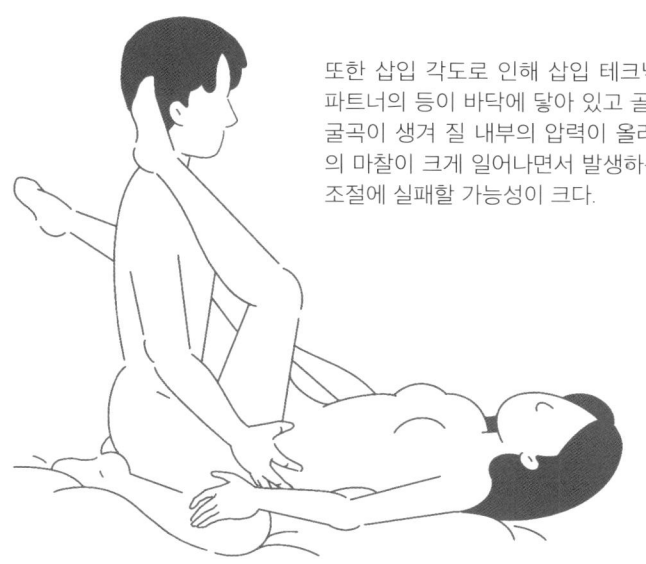

또한 삽입 각도로 인해 삽입 테크닉을 시도하기 어렵다. 파트너의 등이 바닥에 닿아 있고 골반이 등보다 올라가면 굴곡이 생겨 질 내부의 압력이 올라가고, 질 윗벽과 귀두의 마찰이 크게 일어나면서 발생하는 과한 자극으로 사정 조절에 실패할 가능성이 크다.

2 남성 상위 변형 2

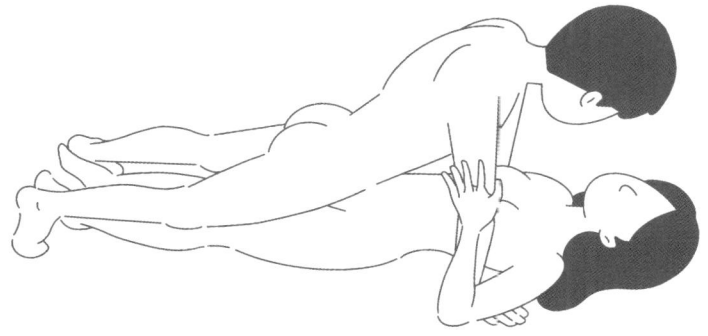

다리 사이에 파트너의 하반신을 두고 삽입하는 자세로, 자지에 전해지는 압박이 크기 때문에 강한 질 내 압박과 마찰을 원하는 파트너나 자지 크기가 큰 남성에게 추천하며, 사정 조절에 어려움을 겪는 사람은 권장하지 않는다.

3 남성 상위 변형 3

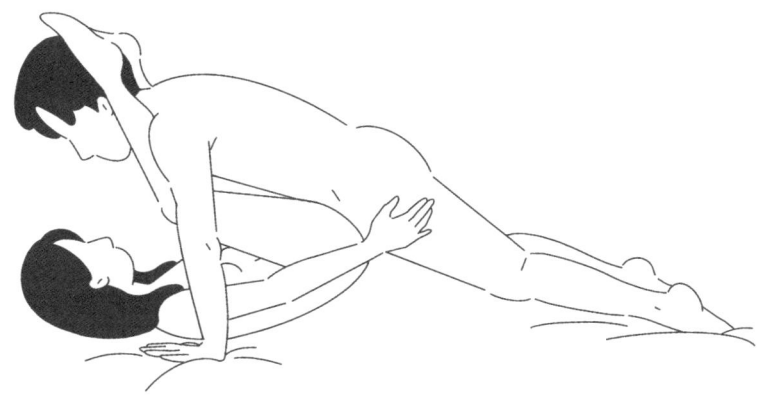

파트너의 두 다리가 위로 들어올려진 자세다. 허리부터 골반까지 올라가면서 생기는 복압에 의해 내부 장기가 밀려 내려가고 질 내부 공간이 압축된다. 이 상태에서 삽입하면 파트너는 하체가 공중에 떠 있는 상태라서 하반신을 지지할 수 없고, 수련자는 체위를 통해 자지에 가해지는 압박과 마찰이 상승하게 되어 사정 조절이 불리하다.

4 여성 상위

여상 상위는 여성이 남성 위로 올라가 주도적으로 삽입 운동하는 체위로, 사정 조절을 해야하는 남성에게 불리하다. 파트너가 사정 조절 극복과 관련하여 이해도가 높고 수련자와의 호흡이 매우 잘 맞다면 도움이 되겠지만, 이런 사례가 많지 않기 때문에 권장하지 않는다.

Appendix

사정 지연을 도와주는 도구와 의료적 접근

- ✦ 사정 지연을 도와주는 섹스토이
- ✦ 의료적 접근

Appendix
사정 지연을 도와주는 도구와 의료적 접근

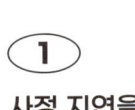

① 사정 지연을 도와주는 섹스토이

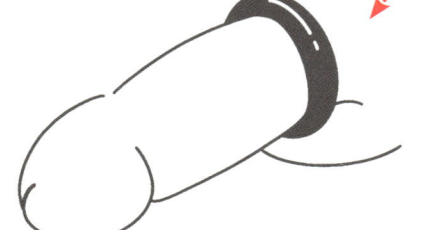

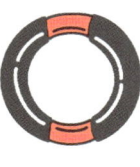

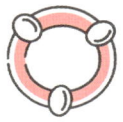

1 콕링

자지에 가해지는 성적 자극을 방해하지 않으면서 사정 지연을 도와주는 보조용품으로, 신축성이 좋으며 발기 후 자지 뿌리 끝에 끼워 혈관 및 요도를 압박하는 효과를 낸다. 갑자기 사정감이 느껴져도 콕링으로 인해 물리적으로 요도관이 막혀 사정이 억제되고 부수적인 효과로 발기 강직도가 올라간다.

2 사정 지연 콘돔

사정 지연 콘돔은 두께를 이용하여 물리적으로 성적 자극을 줄여주는 것과 정액받이에 리도카인 또는 벤조카인과 같은 마취 성분이 함유된 젤이 들어있어 귀두의 감각을 둔하게 만드는 것이 있다.

두 방식의 콘돔 모두 사정 지연을 직접적으로 도와줄 수 있지만, 물리/화학적으로 감각을 차단하기 때문에 수련자가 얻을 수 있는 성적 쾌감도 줄어든다. 사정 지연 능력의 개선이 이뤄지지 않은 상태에서 자전거에 보조 바퀴를 다는 것과 같은 원리로 이용할 수 있지만, 근본적인 사정 조절 능력 개선을 위해서는 사정 지연 콘돔의 사용을 피해야 한다.

3 윤활젤

 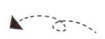

지용성 젤은 기름이기 때문에 라텍스를 녹이는 성질이 있다. 라텍스 콘돔을 사용하지 않으면 지용성 마사지 오일(냉압착식 추출)을 사용해도 무방하다.

윤활젤은 크게 수용성(워터베이스), 지용성(오일베이스), 실리콘성(실리콘베이스)이 있다. 국내에 가장 많은 타입이 수용성이며, 자위를 할 때나 콘돔 또는 성인용품을 사용할 때 함께 써도 좋다. 윤활젤은 점도나 지속력, 발림성에 따라 매우 다양하지만 앞서 기술한 HA 릴렉스 트레이닝과 HA 파트너 트레이닝에 사용할 때는 적당한 점도의 수용성 윤활젤을 사용한다.

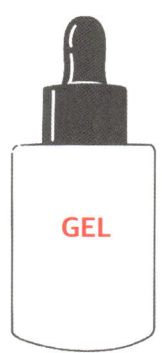

4 자위컵·홀

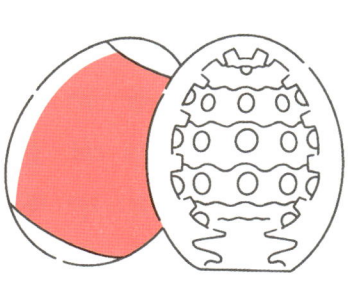 

HA 파트너 트레이닝을 파트너와 함께 할 수 없다면 자위컵이나 오나홀로 훈련할 수 있다. 자위컵·홀은 독창적이면서 복합적인 내부 구조로 손이 주는 자극보다 다양한 성적 자극을 주기 때문에 사정 조절 능력을 더욱 함양하고 개선하기 위한 좋은 교보재가 된다.

트레이닝의 교보재로 추천하는 자위컵·홀의 조건은 다음과 같다.

① 전자동 기능을 가진 자위컵·홀은 배제한다.
② 컵 내부에 진동기를 삽입하여 사용하는 자위컵·홀은 배제한다.
③ 처음부터 자극이 강한 자위컵·홀을 사용하지 않는다.

② 의료적 접근

사정 조절에 어려움을 겪는 사람 중에는 불안과 긴장으로 인한 심리적인 원인에 기인하는 경우가 많다. 발기력을 강화하는 훈련도 레드홀릭스의 다른 콘텐츠를 통해서 다루겠지만, 급하게 이를 해결하거나 보완하고 싶다면 비아그라나 시알리스 등의 발기부전 치료제를 처방 받아 사용하는 방법이 있다. 발기부전 치료제는 사정 지연 효과가 미미하지만 이를 복용하거나 가지고 있는 것만으로도 심리적 안정감이 크며, 이는 심적인 플라시보 효과라고 생각하면 좋다.

IELT: 질 내 삽입에서 사정까지의 시간

IELT*가 1~2분에 못 미쳐서 의학적으로도 심각한 조루 판정을 받았거나 본 가이드북의 트레이닝을 포함하여 조루 극복을 위해 여러가지 테라피를 받아도 진전이 없다면 조루 치료제로서 처방을 받을 수 있는 전문의약품인 다폭세틴[14]이나 혹은 클로미프라민[15]으로 호전될 수 있다.

▶ 다폭세틴 (Dapoxetine)

다폭세틴은 항우울제 계열의 약물로, 작용 기전은 선택적 세로토닌 수용체 차단제다. 뇌에서 생성되는 세로토닌의 재흡수를 억제하여 세로토닌의 작용을 더 길게 유지함으로써 사정 반사에 대한 역치를 높여 복용 후 IELT가 약 2.5~3배 증가한다. 다폭세틴은 복용 후 혈중 최고농도에 도달하는 시간이 1.3시간으로 빠른 편이며 반감기가 90분으로 체내에서 빠르게 배출된다. 부작용으로 두통과 졸음, 현기증이 발생할 수 있다.[14]

제품명: 신풍제약 '프레야지정' 또는 존슨앤존슨 '프릴리지정'

▶ 클로미프라민 (Clomipramine)

클로미프라민은 강박증 치료제로 허가된 삼환계 항우울제로서 세로토닌과 노르아드레날린의 재흡수를 억제하는 약물 작용 기전을 가진다. 이 약의 부작용 중 하나가 사정 지연인 것을 이용하여 조루증 치료제로 개발되었다.

클로미프라민을 복용 후 IELT가 4.6~6배까지 증가해서 약효는 다폭세틴보다 강하지만, 혈중 최고농도에 도달하는 시간이 다폭세틴보다 약 2배 길고 반감기는 19~37시간으로 체내에서 배출되기까지 훨씬 오래 걸린다. 그렇기에 복용 후 약효가 지속되는 시간은 길지만, 그만큼 약물로 인한 부작용을 겪을 확률이 올라간다. 부작용으로 구역질, 입 마름, 발기부전, 홍조, 부정맥 등이 발생할 수 있으며 조울증 환자의 경우 조증 유발 가능성을 증가시킨다.[15, 16]

제품명 : 노바티스 '아나프라닐'

위에서 서술한 약물은 모두 전문의약품이기 때문에 반드시 전문의를 통해 처방 받아야 하며 절대로 불법적인 경로로 약물을 구입하여 복용하지 않도록 한다.

약물의 처방 및 복용 외에 조루의 치료를 위해 배부신경차단술(Selective dorsal neurotomy)이라는 외과적 시술도 시행한다. 배부신경차단술은 귀두의 감각 자극을 전달하는 배부 신경을 절제하여 귀두에서 얻는 자극의 전달을 차단하기 때문에 본인이 얻을 수 있는 성적 쾌감과 즐거움이 줄어든다. 수술 직후에는 효과를 보지만, 보통 1년 후에 신경이 재생되면서 다시 조루증을 겪게 되고, 차단술로 인해 절제된 부위에 신경통을 호소하거나 절제한 신경이 재생되면서 통증이 발생하는 경우가 많다.[17]

참고문헌

[1] Waldinger MD, Quinn P, Dilleen M, Mundayat R, Schweitzer DH, Boolell M (2005). "A multinational population survey of intravaginal ejaculation latency time". Journal of Sexual Medicine. 2 (4): 492-7

[2] John Archer; Barbara Lloyd (2002). Sex and Gender. Cambridge University Press. pp. 85-88

[3] Masters & Johnson (1996) Human Sexual Response, Bantam, 1981 ISBN 978-0-553-20429-2; 1st ed.

[4] Chris G. McMahon (2007) Premature ejaculation, Indian J Urol. Apr-Jun; 23 (2): 97-108

[5] Ibrahim A. Abdel-Hamid and Omar I. Ali, (2018) World J Mens Health. Jan; 36 (1): 22-40

[6] Mehta, Akanksha; Sigman, Mark (2015). "Management of the dry ejaculate: a systematic review of aspermia and retrograde ejaculation". Fertility and Sterility. 104 (5): 1074-1081

[7] Meng, Xianghu; Fan, Longchang; Wang, Tao; Wang, Shaogang; Wang, Zengjun; Liu, Jihong (2018). "Electroejaculation combined with assisted reproductive technology in psychogenic anejaculation patients refractory to penile vibratory stimulation". Translational Andrology and Urology. 7 (S1): S17-S22

[8] Shazia R. Chaudhry; Ahmed Nahian; Khalid Chaudhry (2021) Anatomy, Abdomen and Pelvis, Pelvis

[9] Kegel, Arnold H. (1948) Progressive Resistance Exercise to the Functional Restoration of the Perineal Muscles. Am. J. Obst. & Gynec. 56: 238-248

[10] Maclean, Allan; Reid, Wendy (2011). "40". In Shaw, Robert (ed.). Gynaecology. Edinburgh New York: Churchill Livingstone/Elsevier. pp. 599-612

[11] "Human Anatomy, The Female Perineum, Muscles of the Superficial Perineal Pouch". act.downstate.edu. SUNY Downstate Medical Center.

[12] Marieb, Elaine (2013). Anatomy & physiology

[13] 동양의학대사전편찬위원회, 경희대학교출판국 (1999) 동양의학대사전

[14] Chris G McMahon (2012) Dapoxetine: a new option in the medical management of premature ejaculation, Ther Adv Urol. 4 (5): 233-251

[15] S M Haensel, D L Rowland, K T Kallan (1996) Clomipramine and sexual function in men with premature ejaculation and controls, J Urol. 156 (4): 1310-5

[16] Po-Chien Wu, Chun-Shan Hung, Yi-No Kang, Chien-Chih Wu (2021) Tolerability and Optimal Therapeutic Dosage of Clomipramine for Premature Ejaculation: A Systematic Review and Meta-Analysis, Sex Med. 9 (1): 100283

[17] Guangsen Li, Degui Chang, Di'ang Chen, Peihai Zhang, Yaodong You, Xiaopeng Huang, Jian Cai (2020) Selective dorsal neurotomy in the treatment of premature ejaculation: A protocol for systematic review and meta-analysis, Medicine (Baltimore). 21;99 (34): e21866

HOW TO | 사정 조절

지은이	레드홀릭스
펴낸곳	Infuse Lab
발행일	2022년 11월 1일 초판 발행
주소	서울특별시 마포구 월드컵북로6길 26, 4층
이메일	red@redholics.com
ISBN	979-11-980278-0-1

이 책에 실린 모든 내용, 디자인, 이미지, 편집구성의 저작권은
레드홀릭스에게 있으며, 이 책 내용의 무단 전재와 복제를 금지합니다.

이 책 내용의 전부 또는 일부를 사용하려면 반드시 저작권자의 동의를 받아야 합니다.

© 2022 **REDHolics** all rights reserved.